エンド難症例への挑戦

よりよい治癒を目指して

小林千尋
戸田賀世 著

医歯薬出版株式会社

This book was originally published in Japanese
under the title of:

ENDO NAN-SHOREI ENO CHOSEN — YORIYOI CHIYU WO MEZASHITE
(Challenges to Endodontic Difficult Cases—for a better treatment—)

authors:
KOBAYASHI, Chihiro
　Visiting Lecturer, Oral Diagnosis and General Dentistry, Hospital Faculty of Dentistry,
　Tokyo Medical and Dental University

TODA, Kayo
　So Dental Office

© 2015 1st ed.

ISHIYAKU PUBLISHERS, INC.
　7-10, Honkomagome 1 chome, Bunkyo-ku,
　Tokyo 113-8612, Japan

序文

　エンド治療は一生懸命やっても治るかどうかわからないという意味で，悪い意味で挑戦的（Challenging：難しいという意味で）です．保険点数が低いことばかりでなく，上記の理由で真面目にやる気のしない面倒な治療となっています．しかし，最近では患者さんの要求も厳しくなり，「治療した後いつまでも痛みが取れない」という理由での訴訟のケースも増加していると聞いています．

　本書のタイトルの「挑戦」という言葉はChallengingの興味深い，魅力的なという意味で使っています．エンド治療の否定的な面に対する挑戦です．現在使えるあらゆる機材を駆使し，十分な時間と辛抱強さを武器（Armamentarium）として，一見すると不可能と見えることにも挑戦しようとする私たちの試みです．しかし，治るかどうかはっきりしないような症例に無謀に取り組むことは，患者さんにとっては迷惑な話ですし，術者にとっても大変なプレッシャーになりますので，極力避けるようにしています．

　そこで，私たちはCBCTでの詳細な診断（根尖病変の位置の特定，広がりの大きさ，根管の複雑な形態など）を基に，十分な討論をしてから治療を開始し，術中は顕微鏡下で可及的に根尖孔外の歯周組織の状態を確認しながら，できる限りのことをやろうとしています．治療中の特殊な機材としては，筆者らが開発した超音波吸引洗浄器および岡口守雄先生らの開発したマイクロエキスカを用いています．本書に記したような治療で，ほとんどのエンド症例を非外科的に治すことができると私たちは考えています．

　私たちが行っている治療法は，よさそうだが，とても難しそうだと思われるかもしれませんが，あきらめる必要はありません．毎日顕微鏡を見ながらエンド治療していれば，1〜2年のうちに，ほとんどの人が同じような治療ができるようになると考えています．もう一人の著者の戸田賀世先生は，2年足らずのうちに私のできないことをできるようになりました．戸田先生の素晴らしいところは，天才的にあきらめない（しつこい）ことです．私たちの目指しているような治療をさらに発展させるだろう若い歯科医師が，できるだけ多く出てくることを大いに期待しています．そうすれば，日本のエンドは世界一になれる可能性があります．

小林　千尋

　人の骨はリモデリングしていますが，同じ硬組織なのに歯は再生しません．感染根管治療で歯を再生させることはできませんが，根尖歯周組織を再生させることが可能です．歯の内側から感染源を除去することにより，歯を抜かずに保存したまま，人間が本来持つ自然治癒力を引き出し，骨や歯根膜を再生させることができるのです．それが，この治療の最大の魅力だと私は思います．

　感染源の特定と除去をできるだけ丁寧に根気よく行えば，今まで難しいと思われていた症例も治癒に導くことができます．本書の基礎編ではエビデンスに基づいて私達の行っている治療法について考察しました．

　私が岡口先生に教えていただいた根気なくして，この治療を成功に導くことはできません．臨床編では症例に込められた根気も読み取っていただけたら嬉しいです．

戸田　賀世

ENDODONTOLOGY エンド難症例への挑戦
よりよい治癒を目指して
CONTENTS

I 基礎編

1. はじめに 2
2. 難治症例とは 3
3. 歯内療法は言われてきたほど治っていない 3
4. 歯内療法が言われてきたほど治っていないことの原因 5
   - 不十分な根管内細菌の除去 6
   - 不十分な根管充塡材の封鎖性 6
5. 感染根管治療の目的は根管内（主に根尖孔付近）の消毒ではなく細菌を除去することである 7
6. 根尖治療の考え方 8
7. 根管内に生きた細菌を残したまま根管充塡されることが多い（不十分な根管内細菌の除去）..................10
8. 再発（再感染）の原因はコロナルリーケージか根尖部付近に残存した細菌か 12
9. 根尖部付近に残存した細菌の生存の可能性 14
10. 根尖孔付近の細菌除去のためには，根尖孔が穿通されていなければならない 15
11. 根尖孔周囲の細菌除去のためには，根尖部の根管がある程度広く形成されていなくてはならない 17
12. 根管内（主に根尖部）の細菌を除去するためには，十分な洗浄が有効である 20
13. 根管内（主に根尖部）の細菌を除去するためには，マイクロエキスカの使用が有効である 23
14. マイクロエキスカとは 24
    - マイクロエキスカの利点 24
    - マイクロエキスカの欠点 26
15. マイクロエキスカで何ができるか 27
16. 根尖部の根管の形態とマイクロエキスカ 28
17. ガッタパーチャの除去 29
18. 根尖歯周組織内に溢出（残存）した根管充塡材の除去 32

19	MTA 根管充塡とは	32
20	CBCT の有用性	33
	▪ CBCT による術前の確実な診断	33
	▪ CBCT による術中の診断	34
	▪ 術後の CBCT 撮像	34
21	まとめ	35
	基礎編　参考文献	36

II　臨床編

1 感染根管治療 ……40
- 感染根管治療（他院で治療されていないもの）①　下顎左側第一大臼歯 ……40
- 感染根管治療（他院で治療されていないもの）②　上顎左側第一小臼歯 ……41
- 感染根管治療（他院で治療されていないもの）③　上顎右側側切歯 ……42
- 感染根管治療（他院で治療されていないもの）④　上顎右側第一大臼歯 ……43

2 再治療 ……45
- マイクロエキスカを使用しなくてはならない症例とは ……45
- マイクロエキスカを用いた再治療では，根管（主に根尖孔周囲）の清掃を
マイクロエキスカを用いて徹底的に行う．具体的には，軟化象牙質，壊死汚染物質，
ガッタパーチャ，シーラー，などを徹底的に除去する． ……45
- 再治療①　樋状根の下顎左側第二大臼歯 ……46
- 再治療②　上顎右側第一大臼歯 ……48
- 再治療③　上顎右側第一小臼歯 ……49
- 再治療④　上顎左側第一小臼歯 ……51
- 再治療⑤　下顎右側第一大臼歯 ……52
- 再治療⑥　下顎右側第二大臼歯 ……53
- 再治療⑦　下顎左側第二大臼歯 ……54
- 再治療⑧　上顎右側第一大臼歯 ……56
- 再治療⑨　上顎左側第二大臼歯 ……58
- 再治療⑩　上顎右側第一大臼歯 ……59

3	破折ファイル除去	61
	▪ 破折ファイル除去　下顎左側第二大臼歯	62

4	ガッタパーチャの除去	64
	▪ ガッタパーチャの除去①　上顎左側中切歯	65
	▪ ガッタパーチャの除去②　上顎右側犬歯	66
	▪ ガッタパーチャの除去③　上顎左側第二大臼歯	67
	▪ ガッタパーチャの除去④　下顎左側第一大臼歯	69
	▪ ガッタパーチャの除去⑤　上顎右側第一小臼歯	71

5	根尖部アマルガムの除去	73
	▪ 根尖部アマルガムの除去　上顎右側側切歯	73

6	ポケット内の清掃	75
7	マイクロエキスカの手入れ	76
8	まとめ	77
9	終わりに	78

あとがき	79
索引	80

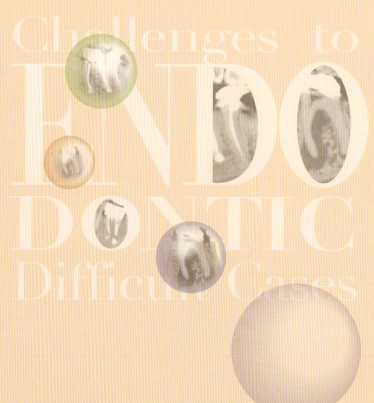

I
基礎編

I 基礎編

Endo Nan-Shorei eno Chosen

1 はじめに

　難治症例（ほとんどは再治療症例）は，日本では非常に多い．また，臨床症状はないものの根尖透過像のある歯は実に多い（透過像があるということは治癒していないことを意味する）．日本では，保険診療下で安易に抜髄し，不完全な治療をされた症例が多いからである．米国などでは，再治療症例はずっと少ないため，そのような国で発展した治療法をそのまま日本の難治症例において応用しても効果は期待できない（例としては，ニッケルチタンファイルを用いたからといって難治症例を治せるものではない，など）．しかし，治療することによって根管内の細菌が減少するため，臨床症状は一時的に収まることが多いので，患者さんも歯科医師も治った気になる．そのような症例は何年かして再発することが多い．

　難治症例のほとんどは，根尖孔付近の根管あるいは根尖孔外に細菌が残っていることが原因である．それらの部位の細菌の除去は現在の術式ではかなり難しい．外科的に根尖部を切除するというのは一つの方法だが，筆者らは何とか根管内からそれらの病変を治せないかと考えている．方法としては，超音波吸引洗浄法による根管内の徹底した洗浄と，マイクロエキスカを用いた根管壁象牙質および根尖孔付近のセメント質の掻爬である．まだ，術式として完全なものとは言えないが，かなりの成果を上げつつある．しかし，顕微鏡下でかなりの時間を要する治療なので，安易には取り組めない．

　また，CBCTによる術前診査により，より確実に難治症例に対応できるようになった．さらに，CBCT撮像により術後の治癒をかなり早期の段階で確認することができる．治療の品質を保証するためには，本来そこまでやる必要があると考えている．しかし，CBCT撮像による放射線被曝は当然生じるので，得られる成果と被曝の危険性を秤にかけ，慎重に検討しなくてはならない課題である．

　本書では，筆者らの行っている治療法の合理性，可能性について述べる．読者のなかから，同じような理念で治療を考え，術式を改良する人々が出てくることを期待している．

2　難治症例とは

難治症例とは，
① **自発痛，打診痛，咬合痛，違和感などが消退しない**
② **根管内から排膿が止まらない**
③ 患歯の歯肉の腫脹が収まらない
④ 根尖透過像が縮小しない
などの症例である．

　大多数の難治症例は，再治療の歯である．原因は，根管内，根尖孔周囲の細菌が除去できないことにある．

3　歯内療法は言われてきたほど治っていない

　長年治療してくると，思っていたようには治癒しない症例を数多く経験する．症状も発現することなく10年，20年と経過した後に，再発するような症例がある（**図1**）．再発するまでは，問題なく機能しているので，歯科医師もずいぶんと救われているが，本当には治っていないのである．

　デンタルエックス線写真では気づかないような根尖病変が，CBCTを撮像することによって発見できる[1]．デンタルエックス線写真では，あまりよくわからないため，学問的にも，病変が小さくなってきたように見えると治癒傾向が認められるとして，成績良好とされることが多かったが，そのような症例の多くにおいて，CBCT像でははっきりと透過像（正しくは，low density image．本書では便宜的に透過像と述べる）が観察される[1]（**図2，3**）．CBCT像では，早期の段階で治癒が進んでいるかどうか確認できる（臨床編**図2，8，42，52，62，64**）ので，半年〜1年してもCBCT像上で透過像が残存している場合には，治っていない，あるいは治療のどこかに問題があったと判断することができる．頻度の低い根尖病変と紛らわしい疾患を除くと，瘢痕による治癒は1％くらい[2]とされており，大きな瘢痕というものは存在しないので，CBCT像上で明らかな透過像が観察された場合には，根尖病変が存在すると考えてほとんど問題ないであろう．

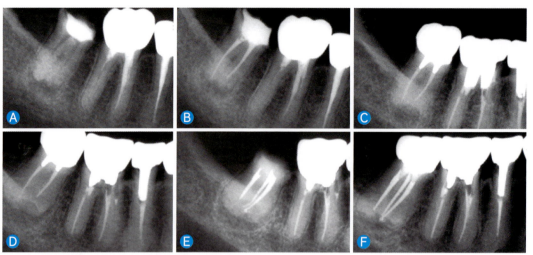

図1　長期間治癒しなかった下顎右側第二大臼歯
Ⓐ術前．Ⓑ根管充塡直後．Ⓒ術後7.5年．Ⓓ術後19年．この頃から違和感を訴えるようになった．Ⓔ術後20年目に腫脹したため再治療した，その術後のエックス線写真．近心の1根管が未処置であった．Ⓕ再治療後8カ月，症状はなく，根尖病変は小さくなっている．この症例では全く治癒していなかったものの，ほぼ20年間無症状に経過した．

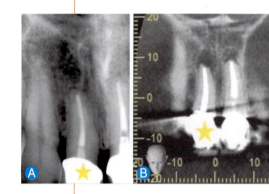
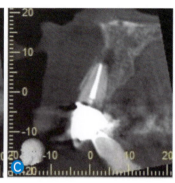

図2　デンタルエックス線写真では明らかでなかった根尖病変（上顎右側中切歯）
Ⓐ治療後4年のデンタルエックス線写真．治癒しているように見える．
Ⓑ同CBCT像（前頭断）．根尖部に明らかな病変が観察される．
Ⓒ同矢状断．

　現在臨床の場で，デンタルエックス線写真による診断で透過像が見つからないため，原因不明とされた痛みの症例（神経質な変な患者さんとして扱われることが多かった）の何割かは，歯内療法由来の可能性がある．

　表1のように，病変の検出率は，CBCT像で判定するとデンタルエックス線写真で判定した場合より13～30％程度高くなる[3-10]．また，感染根管治療は抜髄よりはるかに治っていないようである．

　また，被曝線量が多いのでCBCTの撮像は慎重であるべきであるが，正確な診断ができるため，患者さんのメリットは多いと思われる．

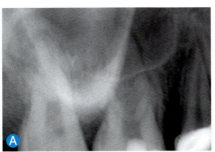
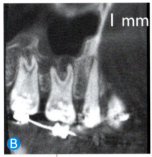
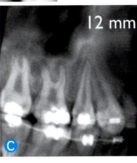
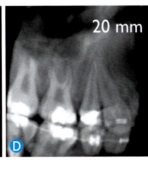

図3　デンタルエックス線写真とCBCT像（矢状断）の比較
Ⓐ 上顎右側第一大臼歯術前のデンタルエックス線写真．頬側2根管の透過像は明確ではない．
Ⓑ～Ⓓ CBCT像．CBCTのスライス像を1 mm，12 mm，20 mm分，それぞれ重ね合わせて作図した．頬側2根管の透過像は重ね合わせた厚さが増すにつれて曖昧になってくる．これが，デンタルエックス線写真が不鮮明な理由である．デンタルエックス線写真は，すべてのスライス像の重ね合わせと考えることができる．この症例については，臨床編感染根管治療④で詳述する．

表1　デンタルエックス線写真による病変の検出率とCBCTによる病変の検出率の違い（病変の検出率を%で表示）

	CBCT	デンタル	パノラマ	病理組織学	
Lofthag-Hansenら，2007	69	43			
Estrelaら，2008	63	35	18		治療した歯
	75	36	22		治療していない歯
Lowら，2008	66	32			病変の検出率（手術予定の歯）
Estrelaら，2008	61	40			596人
Paula-Silvaら，2009	84	71		93	イヌ83歯，6カ月予後
Liangら，2011	26	13			抜髄，143根，2年
Bodenら，2013	85	55			71根，10～37カ月
Fernandezら，2013	19	6			抜髄，208根，5年

抜髄症例のほうがはるかに成績がよいことが明らかである．

4　歯内療法が言われてきたほど治っていないことの原因

歯内療法が言われてきたほど治っていないことの理由として考えられるのは，

① 不十分な根管内細菌の殺菌あるいは除去

② 不十分な根管充填材の封鎖性

であるが，筆者は①の原因が大きいと考えている．

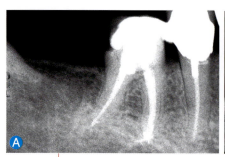
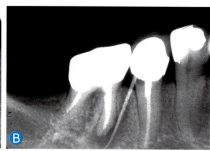

図4 吸収しやすいシーラーによる失敗例（下顎右側第一大臼歯）
Ⓐ ジーピーシーラーと Obtura II のガッタパーチャで根管充塡した後のデンタルエックス線写真．
Ⓑ 約6年後のデンタルエックス線写真（瘻孔からガッタパーチャポイントを入れて撮影）．シーラーの吸収とともに根尖病変が発現した．

不十分な根管内細菌の除去

　根管内の細菌をすべて殺菌した後に根管充塡することは歯内療法の大原則であるが，臨床的にはかなり困難である．細菌培養陽性で根管充塡してもある頻度で治癒するのは，根管充塡による entomb（細菌の埋入）効果によるものであろう．したがって，根管充塡材の entomb 効果が低下したときには再発することになる．

不十分な根管充塡材の封鎖性

　ガッタパーチャは時間の経過とともに収縮し硬化する．ガッタパーチャは，根管壁と接着することはなく，時間の経過とともにシーラーとの界面に隙間ができると思われる．ガッタパーチャそのものが吸収されることもあると報告されている[11]．

　シーラーは，長期間経過すると吸収される傾向がある．シーラーが吸収されると根管充塡の entomb 効果が低下し，根尖病変が発現することがある[12]（**図4**）．シーラーが吸収されて根尖病変が発現したことは，根管充塡前の根管内に細菌が残存していたことを示唆する．

　根尖部の根管は濡れていることが多く，ガッタパーチャとシーラーでの確実な根尖孔の封鎖は難しいと思われる．MTA 単味による根管充塡[13-15]は，除去が非常に難しく，側枝に入りにくいという欠点はあるものの，確実な根尖孔の封鎖が期待できるので，現状では最も確実な方法であると考えている．

5 感染根管治療の目的は根管内（主に根尖孔付近）の消毒ではなく細菌を除去することである

従来，根管内の細菌を殺菌するという考え方が強かったが，

① 根管消毒剤で根管内のバイオフィルムを構成した細菌を殺菌することは非常に困難である
② 臨床的によく用いられている水酸化カルシウムの殺菌力は強いものではない（**表2**）
③ 抗菌薬は，すべての細菌に効果があるわけではない
④ 腐食性の消毒薬（FC など）は，組織為害作用が強く，発癌性があるものもあるので，用いない
⑤ 壊死し根管内に残った菌体は起炎性物質（endotoxin など）を放出する

などの理由により，細菌を根管内に残したまま殺菌しようとするよりは，根管内から可及的に除去しようとするほうがはるかに合理的である．

水酸化カルシウムは万能薬のように考えられ広く用いられているが，再発症例の根管から高頻度で発見される *Enterococcus faecalis* には効果がない[14,15]．この細菌は，再発の際には大きな役割を果たす細菌のうちの代表的なものである．Law らの報告[16]（**表2**）におけるPeters らの研究[17]のデータが示すように，洗浄直後の培養陽性例数よりも水酸化カルシウム貼付後の培養陽性例数のほうが多いといった実験例も報告されている（これは，仮封材からの細菌の漏洩によるのかもしれないが）．

表2 水酸化カルシウムの効果（培養陽性歯数の比率：％） (Law ら[16]による)

	貼薬期間(週)	歯　数	術　前(%)	洗浄後(%)	貼薬後(%)
Peters ら, 2002	4	21	100	14	71
Shuping ら, 2000	1	42	98	38	7
Yared, Bou Dagher, 1994	1	60	100	100	32
Ørstavik ら, 1991	1	23	96	57	35
Sjögren ら, 1991	1	18	100	50	0
計		164	99	62	27

貼薬後とは，次回治療時，仮封材除去後に細菌培養したものである．
水酸化カルシウム貼付後にも多くの症例で陽性の比率が高いことがわかる．なかには，根管貼薬より根管形成・洗浄のほうが効いているように見えるものもある．この表は，多くの症例で，根管内に細菌を残したまま根管充填していることを示している．

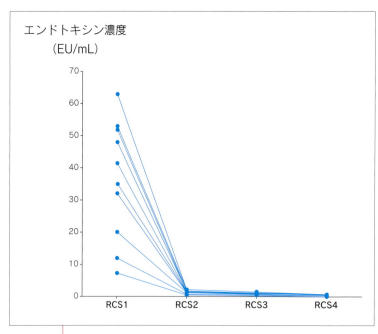

図5 治療ステップごとのエンドトキシン濃度（急性歯槽膿瘍の歯）（Sousaら[18]による）
RCS1：根管形成前．
RCS2：根管形成，洗浄（クロルヘキシジン，Tween 80，生理食塩液）後．
RCS3：洗浄（EDTA，生理食塩液）後．
RCS4：30日間，糊剤（水酸化カルシウム＋クロルヘキシジン）貼薬後．

　貼薬後根管形成し根管洗浄すると根管内のエンドトキシン濃度は急激に低下する．根管内を消毒しても，細菌のエンドトキシン（内毒素）などが根管内に残り，起炎性を発揮する可能性があるので，その意味でも十分な根管洗浄が必要である．

　歯内療法が失敗する原因のほとんどは，主に根尖孔付近の細菌が除去あるいは殺菌できていないことによると思われる．

　また，根管内のエンドトキシン量が根管形成および根管洗浄により大きく低下する[18]ことを図5に示す．

　薬を変えたら治った，根管消毒剤には○○がよい，などといった話もよく聞くが，感染根管治療は薬で治すものではない．根管内の細菌を除去するのが目的である．根尖病変を治すのは，生体のもつ自然治癒力である．

6　根尖治療の考え方

　福島[19]は，根尖治療という概念を提唱している（**表3**）．根尖部の根管を無菌にしないと，エンドは治らないという内容である．どの項目も重い内容をもっているが，このなかでは特に②，④が重要である．根尖部根管は非常に複雑な形態（根尖分岐など）をしていることが多い[20]（**図6**）ので，根尖付近の根管を無菌にすることは難しいと思われるが，それに近づく努力をすることが重要である．

　また，日本の従来のエンド教育は，根尖孔付近の根管をいじると症状が出やすいため，

表3 根尖治療の概念 (福島久典[19]による)

① 抜髄根管は感染している
② 抜髄や根管の拡大・形成操作で，「根尖」の細菌が除けないこともある
③ 根尖性歯周炎の原因菌は，嫌気性菌が多い
④ 感染根管をアンダーめに拡大・形成すると，根尖の細菌を取り除くことができない
⑤ 細菌叢との共存共栄は治療したことにならない
⑥ 根管を充塡する時期とは，「根尖」が無菌になったときである
⑦ 嫌気性菌用血液寒天培地を用いると，細菌検査結果と予後の良否が結びつく
⑧ 緊密に根管充塡してもエックス線透過像ができたり臨床症状が現れることがあり，これらの症例からは100％の割合で細菌が分離される

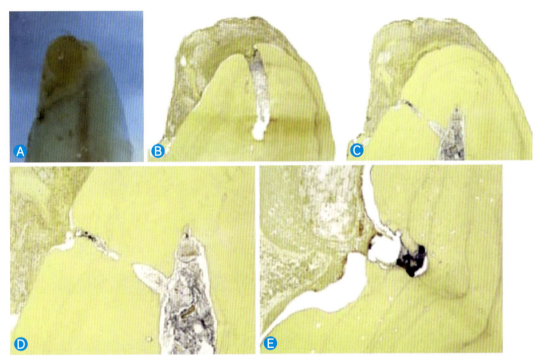

図6 根尖部側枝内のバイオフィルム (Ricucciら[20]による)
Ⓐ上顎第二小臼歯の透明標本．Ⓑ主根管を通る切片．根管内にバイオフィルムが観察される．ブラウン-ブレン染色(テーラーの変法)．Ⓒ側枝を通る切片．ⒹⒸの強拡大像．Ⓔ側枝の開口部を通る切片．密なバイオフィルムが観察される．
　Ricucciは，通常のエンドでは処理しきれない側枝，根尖分岐内のバイオフィルムの病原性を重視している．

なるべくそっとしておくのがよいという考え（世界的にみるとかなり特殊）で，これでは感染根管治療を行っても治癒せず，再発する症例が多い．

　ときには，根管の歯冠寄りに側枝があることもあるので，根尖部だけ清掃すればよいということではない．歯冠寄りの側枝は，見落とされることも多いが，よく洗浄すると根管充塡材が侵入することで，術後に発見されることも多い（図7）．

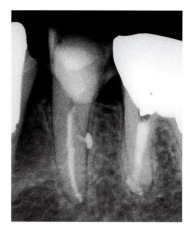

図7 高位で分岐する側枝
下顎左側第二小臼歯術後のデンタルエックス線写真．超音波吸引洗浄法（21頁参照）でよく洗浄した結果，術前には気づかなかった側枝まで根管充填することができた．

7 根管内に生きた細菌を残したまま根管充填されることが多い（不十分な根管内細菌の除去）

　根管内の細菌をすべて殺菌した後に根管充填することは歯内療法の大原則であるが，臨床的には，**表4**[21]，**表5**[22]のように細菌をすべて殺菌した後に根管充填することはかなり困難である．根管内に細菌を残したまま根管充填することは，治癒を遅らせ，将来の再発を惹起する可能性があると思われる．Entomb（細菌の埋入）された細菌は，死滅せずに環境が変化すると増殖する可能性がある（**図8**）．

　筆者は，根管内の細菌は消毒しようとするよりも，まずは除去しようとするほうが合理的であると考えている．消毒薬には，有機物が存在すると消毒力が低下する，バイオフィルムを形成した細菌には効きにくい，消毒力が持続しない，根管内から比較的短時間で消失しやすい，などの限界があり，どのような細菌に対しても効果があるような薬剤は生体為害性が強い．それよりは，根管内細菌の数を可及的に少なくしようとするほうが，安全であり，効果的と考えている．

　現在の通常の臨床では，**表4**のように根管内に細菌を残したまま根管充填されることが多い．これが，治癒が遅く再発しやすいことの原因である．

表4 感染根管治療歯における拡大洗浄後の培養結果と成績（5年予後） (Sjögrenら[21]による)

	治癒せず（%）	治癒（%）	計（%）
培養陽性	7	15	22（42%）
培養陰性	2	29	31（58%）
計	9（17%）	44（83%）	53（100%）

　1回治療であり，根管洗浄時には全体の42%の根管で細菌培養陽性であった．根管内に細菌が残っている状態（形成洗浄後）で根管充填しているものが多いことがわかる．培養陽性では68%（15/22），培養陰性では94%（29/31）の症例が治癒した．以前の研究（好気培養）と異なり，近年の研究では嫌気培養しているので，培養の結果と臨床成績がよく相関するようになった．

表5 細菌培養結果（再治療開始時に培養，5年予後） (Molanderら[22]による)

	治癒しなかったもの（根尖病変あり）	治癒したもの（根尖病変なし）	合計
培養陽性	68	9	77（64%）
培養陰性	32	11	43（36%）
合計	100	20	120

　再治療時に，根管内にアプローチし，根管充填材を除去した後に細菌培養した．64%の症例は再治療開始時には培養陽性であった．治癒しなかったものに細菌培養結果が陽性のものが多かった．しかし，治癒したものでも約半数は培養陽性であった．この研究においては，根管内の感染は歯冠修復物からのコロナルリーケージ（歯冠側からの漏洩による根管の感染）によるものである可能性も否定できない．

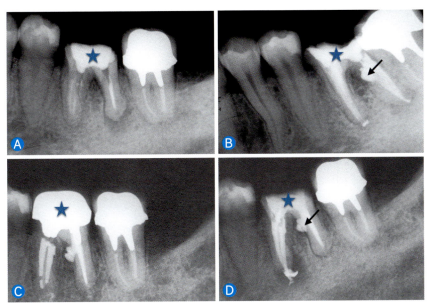

図8　ガッタパーチャの吸収と根尖病変の成立
Ⓐ下顎左側第一大臼歯術前のデンタルエックス線写真．
Ⓑダブルインジェクション法（Sealapexを併用）による根管充填後のエックス線写真．穿孔部（→）は同時に根管充填した．
Ⓒ約7年後のデンタルエックス線写真．遠心の病変は改善されているが，近心のガッタパーチャは吸収され病変が認められる．
Ⓓ再治療後のデンタルエックス線写真．遠心穿孔部（→）はMTAにて封鎖した．近心はオーバー根管充填になってしまった（ObturaⅡ，オブチュレーションガッタ＋AH Plus）．

8 再発（再感染）の原因はコロナルリーケージか根尖部付近に残存した細菌か

筆者は根尖部付近に残存した細菌が再感染の主な原因だと考えているが，いまだに，再感染の原因はコロナルリーケージ（歯冠側からの漏洩による根管の感染）によるものだと考える傾向は強い．その根拠は，

① 根管充塡材の封鎖性が脆弱であることが証明されている
② 歯冠修復物の適合性のよいもののほうが予後成績がよい
③ 治療後，根管内にはほとんど生きた細菌は残らない．また，残ったものも根管充塡材に封入され（entombment）死ぬ（これは事実とは言えない）

などである．この考え方は，かなり根管充塡が不完全なものでないと成り立たない．

コロナルリーケージが主原因だと考えると，治療上，以下の傾向が出てくる．

① 髄角，イスムスなどの部位の感染除去を強調する．
② 仮封からの漏洩を恐れるようになる（二重仮封の必要性）．
③ 根管充塡後，仮封のまま1カ月も放置された歯は再治療が必要となる（北欧に強い考え方）．
④ 側枝の感染を重要視しない．

当然，筆者はコロナルリーケージに対する配慮が必要ないと言うつもりはない．

コロナルリーケージが再感染の主原因だとする根底には，根管充塡材によって封鎖された根管内で，残った細菌が長期間生存する可能性は低い，まして環境の悪い根尖分岐，側枝などでは細菌が生きていくのは難しい，という感覚的な常識にとらわれていることによるのではないだろうか．

根管充塡による封鎖が不完全な根管では，歯冠修復物の適合が不完全な場合にはコロナルリーケージも生じやすく，もともと根尖部に存在した細菌が病変を形成し，コロナルリーケージによって侵入した細菌が病変を修飾するということはあるかもしれない．また，歯冠歯髄腔に軟化象牙質を残し根管充塡の封鎖が不十分な症例では，たやすく再感染が生じ，それは，外見上は歯冠外からの感染のように見えるということもあるだろう．

根尖部付近に残存した細菌が再感染の主な原因だと筆者が主張する理由は，以下のとお

表6 根管充塡直前に採取された細菌サンプルと再治療開始時（根管充塡材除去後）に採取された細菌サンプルの比較 (Siqueira[23]らによる)

	持続的感染（根管充塡時）	持続的／二次的感染（再治療症例）
感染状態	単一あるいは混合感染	単一あるいは混合感染
細菌種	1～5	十分な治療がされていたとき 1～5 不十分な治療がされていたとき 2～30
根管あたり細菌数	100～100,000	1,000～10,000,000
培養されない細菌	42%	55%
よく見つかる細菌種	*Streptococcus mitis* Other *streptococci* *Propionibacterium* spp. *Fusobacterium nucleatum* *Prevotella* spp. *Pseudoramibacter alactolyticus* *Parvimonas micra* *Lactobacilli* *Olsenella* spp. *Actinomyces* spp.	*Enterococcus faecalis* *Candida albicans*（yeast） *Streptococcus* spp. *Pseudoramibacter alactolyticus* *Propionibacterium propionicum* *Filifactor alocis* *Dialister* spp. *Actinomyces* spp. *Pseudomonas aeruginosa* Enteric rods

りである．

① 抜髄症例の成績より感染根管治療の成績のほうがずっと悪い．コロナルリーケージが原因だとすると，両者の成績は同じになるはずである[23]．実際には，抜髄症例のほうが根管内に細菌を残したまま根管充塡される可能性が低いので，成績がよい．感染根管治療では，約半数の症例が根管内に細菌を残したまま根管充塡されている[21]ので成績が悪い．

② 確実に治療された歯は，歯冠修復物なしに長期間口腔内の環境に耐えコロナルリーケージを惹起しないことがあることが報告されている[24]．

③ 根管内に残存した細菌は，飢餓状態にあっても長期間生存し，病変を維持することがサルを用いた実験によって証明されている[25]．

④ 治療後，根管内にほとんど細菌が残っていないのなら，もう少し治癒が早く進むはずである．治癒が遅延するのは，根管内の細菌と生体の防御機構が根尖部で熾烈な戦いを続けているからだと考えるのが自然である．

⑤ 再治療の場合と，初めての感染根管治療時とでは，根管内の細菌種が異なる（**表6**）[23]．これは根管内に残った細菌の，治療によって変化した環境への適応の結果であり，根管内の細菌が長期間生存していたことの間接的な証明となる．

⑥ コロナルリーケージが主原因ならば，根尖切除術の成績が感染根管治療よりよいことを説明できない（逆根管充塡のほうが通常の根管充塡よりも封鎖性がよいとは考えにくい）．根尖部に感染があるから切除するのである．コロナルリーケージが主原因ならば，どうせ漏洩するのだから根尖切除という考え方は全く意味がなくなる．

再発（再感染）の原因はコロナルリーケージあるいは根尖部付近に残存した細菌によるものと，当然，両者の可能性があるが，筆者の考え方では，後者の可能性が高いと考えている．

次の項目では，根尖部付近に残存した細菌の生存の可能性について考えてみる．

9 根尖部付近に残存した細菌の生存の可能性[23]

根尖部付近に残存した細菌の生存に関しては，以下のことが言われている．

① 根尖分岐，側枝などの根管内には，洗浄液，消毒薬も到達しにくく，それらの根管が歯周組織に開口している場合には，栄養も供給されるので，それらの場所は，細菌にとって都合のよい環境である．

② 根尖部の根管には，洗浄液は到達しにくいため，細菌が残りやすい．バイオフィルムが形成された場合には，消毒薬の効果も期待できない．これらの根尖部の細菌は根管充塡材によって根尖方向に押し込まれる．直接歯周組織と接するので，栄養状態はかなりよい．生体の防御作用もバイオフィルムが形成されると及びにくい．したがって，根尖孔の周囲にはバイオフィルムが形成されることがある（後述，図23）．

③ 根尖部では根管充塡材の除去は非常に困難であり，取り残した根管充塡材と根管壁の間には，バイオフィルムが残りやすい．

Enterococcus faecalis は，再発症例の根管内からよく発見される細菌の代表的なものである．実験的にも扱いやすいので非常によく研究されている．*E. faecalis* は，表7のような特性をもつ．

E. faecalis のこれらの性質は，長期間根管内で生存し，根尖病変を形成，維持するためには欠かせない条件であると思われる．他の同様な性質をもった複数の細菌種も，あるときは協同的，あるときは競合的に働いて根尖病変の発生，維持に寄与しているのだろうが，

表7 E.faecalis の生存・病原因子 (Stuartら[25]による)

・長期間飢餓に耐えられる ・象牙質に結合し，上手に象牙細管内に侵入する ・宿主の反応を変える ・リンパ球の活動を抑制する ・分解酵素，細胞溶解素，凝集素，フェロモン，リポタイコ酸をもつ	・滲出液を栄養源として活用する ・根管貼薬剤に抵抗する（例：水酸化カルシウム） 　pH恒常性（菌体内の）を保つ 　象牙質が水酸化カルシウムの殺菌効果を低減する ・他の細菌と競争する ・バイオフィルムを形成する

その詳細は現在までのところ不明である．

通常の治療では，根尖分岐内などは処置されないため，これらの細菌にとっては格好の生息場所になる．Ricucciらは，根尖分岐内のバイオフィルム存在例を多数報告している．従来，無理して治療する必要がないと考えられてきた，上顎大臼歯の近心頬側第二根管もCBCTで観察すると根尖病変の病因になっていることが多い．臨床的に最も清掃，消毒の困難な場所が細菌の生存にとっては都合がよいというのは，非常に困ったことである．

10 根尖孔付近の細菌除去のためには，根尖孔が穿通されていなければならない

デンタルエックス線写真で根管が見えなくても，努力すれば根管を穿通できることが多い．CBCT像で確実に根尖病変の存在が否定された場合には，無理に穿通しなくてもよいかもしれないが，根尖病変の存在が認められた場合には必ず穿通する．そのような根管では穿通させると排膿してくることが多い（顕微鏡で確認できる）．穿通し，根尖歯周組織の状態を必ず顕微鏡で確認するようにすると，治療の精度が向上する．そのためには，エンド三角を除去し，ある程度根管も太くすることが必要になる．歯根破折を避けるためには，あまり根管は太くしないほうがよいが，根尖病変を確実に治すためには，やむをえないときもある．

穿通されていない根管の根尖孔寄りの部分には，根管形成により形成された削片，細菌が押し込まれている．根尖孔付近の根管の清掃のためには，必要かつ十分な大きさの根管形成と根尖孔の穿通（図9）が不可欠である．

根尖孔付近をむやみにいじると術後の疼痛が生じるので，根尖部の根管はあまりいじら

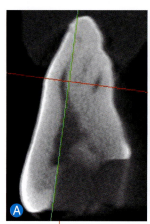
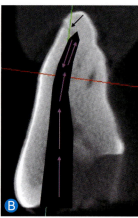

図9 根尖孔の穿通と根管洗浄
根尖孔を穿通しないと根管洗浄で根尖部のdebris（象牙質削片）は除去できない.
Ⓐ 術前のマイクロフォーカスCT像.
Ⓑ 根管形成後のマイクロフォーカスCT像（パソコン上で作図）. 根尖孔が穿通されていない根管では，根尖部根管内にdebrisが固く詰め込まれている（→）．洗浄液はdebrisの表面ではじき返されてしまい（→），debrisを除去することはできない. #10, 15程度のKファイルで根尖孔を穿通し，根尖部根管内のdebrisはKファイルにからめて除去する．確実な洗浄のためには，根尖部根管は#35〜40程度の大きさまで拡大されていなくてはならない．

ないほうがよいと長い間教えられてきた．根管形成後の疼痛の原因は，根管形成に伴い，象牙質削片，細菌などが根尖孔外に押し出され，それらの異物を排除しようとして，強い急性炎症が根尖歯周組織で生じることによる．根尖部根管が十分に拡大されていない歯では，根尖歯周組織に押し出された象牙質削片，細菌などを，洗浄により除去できないために急性炎症が生じやすい（筆者の経験では，穿通困難な根管をやっと穿通して，細い根管のまま十分な洗浄なしに根管形成を次回に回したときに，術後疼痛が生じやすいようである）．筆者は，根尖部根管内を超音波吸引洗浄法でよく洗うようになってから，術後の急性炎症の発現がほとんどなくなった．

　根尖孔を大きく拡大した後には，術後に痛みが出るのではないかと心配になるが，十分な洗浄により確実に根管内および根尖歯周組織の汚染物質が除去できた歯では，術後の疼痛はほとんど生じない．これは，無菌的な傷（鋭い刃物による切創など）では炎症が少なく，術後疼痛が少ないのと同様であろう．外傷を受け創面が汚染されている場合（転倒時の挫滅創など）には，多少創面が大きくなっても汚染源を確実に搔爬したほうが，治癒が早く確実であるのと同様であろう．創面が大きくなる（根尖孔の拡大）ことを，それほど恐れる必要はないようである．

11 根尖孔周囲の細菌除去のためには，根尖部の根管がある程度広く形成されていなくてはならない

　米国の歯内療法では，根尖部の根管形成が細い（ニッケルチタンファイルで細めに形成すると根管の彎曲が保存されるので非常に見栄えがよい）ことが多いが，再治療症例など難治性の症例では太めに根管形成し，感染歯質を十分に除去したほうが治癒が確実である．米国の，できあがりのきれいな症例は，生活歯の支台歯が失活したために治療した症例（治療前に根管には全く手がつけられていない）が多いので，治療しやすい症例が多いという事実に気づくべきである．

　Baugh ら[26]は，根管充塡のためにデザインされたファイル（現在主流のニッケルチタンファイル，先端のサイズが #25 ～ 30）は，感染した根管系（root canal system）が最もきれいになるようにはデザインされていないと述べている．これらのファイルは，サイズが小さいので，根管の移動が少なく彎曲がそのまま維持されるため，根管充塡後のエックス線写真の見栄えがよい．また，小さいサイズでの根尖部の形成は，垂直加圧根管充塡で過度のオーバー根管充塡（**図 29** 参照）を避けるためでもある．ニッケルチタンファイルとステンレスファイルとでは，根管内の細菌除去には差がないとする論文もある[27]．

　Salzgeber ら[28]は，臨床的に造影剤を用いた研究で，根尖部根管に洗浄液が到達するためには，最低 #35 のサイズの根尖部根管の拡大が必要であると述べている．

　根管内の細菌を減少させるために，大きく拡大したほうが成績がよいとする論文は多い．Ørstavik ら[29]は，#45 での拡大が細菌数を 1/10 にしたと報告している．Wu と Wesselink[30]は，大臼歯で #45 まで拡大すると細菌数が減少したが，完全に除去することはできなかったと報告している．Card ら[31]は，臨床的に，下顎犬歯，小臼歯で直径 0.599 mm（ProFile #8），下顎大臼歯近心根で 0.465 mm（ProFile #7）まで拡大し，それぞれ 100％，81.5％の歯で培養陰性を得たと述べている．臨床的に，ある程度大きく拡大したほうが治癒が良好であったとする論文もある[32]（**表 8**）．

　根尖部根管は円形ではなく楕円形なことも多いので（**図 10**），楕円形の根管のすべての根管壁をファイルで円形に削除しようとすると，根管形成が太くなりすぎて歯根破折の危険性が大きくなる．また，根尖孔近くでの太い形成は zip などの根管の移動（直線化）を

表8 根管形成の大きさと12カ月後の治癒率 (Sainiら[32]による)

拡大サイズ	治癒（%）	治癒せず（%）
2サイズ大きく	48	52
3サイズ大きく	71.43	28.57
4サイズ大きく	80	20
5サイズ大きく	84.61	15.38
6サイズ大きく	92	8

　最初に拘束されたファイルのサイズより2～6サイズ大きく拡大した．2サイズ大きく拡大した実験群と他の実験群の間でのみ有意差があった．すなわち，最初に拘束されたファイルのサイズより3サイズ以上大きくしたほうが成績がよいという結果である．

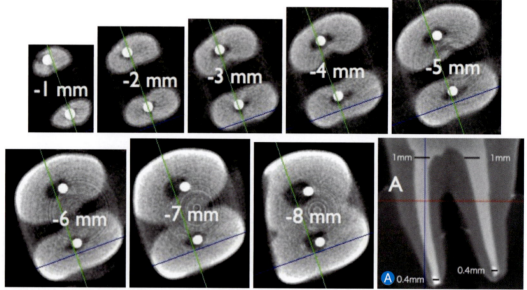

図10　根管の断面は楕円形のことが多い（マイクロフォーカスCT像）
　−1～−8mmは根尖より1～8mmの位置での横断像であることを示す．根管の中央部に見える白い円形像は根管内に挿入された#27G（直径0.4mm）の洗浄針である．
🅐根管内に造影剤を入れて撮像した．根尖部は0.4mmの大きさに拡大されている．

生じやすく，根管の移動が生じるとそこに除去困難なdebris（象牙質削片）が生じやすい（**図9参照**）．

　断面が楕円形の根管の切削に，エンジンで用いるニッケルチタンファイルなどの回転切削器具を用いると，断面が長楕円形の根管では，丸い孔が形成され，楕円の周辺部は切削されない[33,34]（**図11**）．手用ステンレスファイルを上下動で用いるにしても，ファイルには弾性があるためにファイルは直線になろうとし，根管の外彎部の根管壁には接触しない．ガッタパーチャで根管充填された根管のガッタパーチャ除去を試み，術後のガッタパーチャ

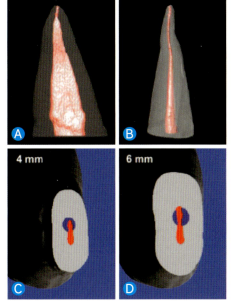
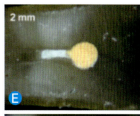
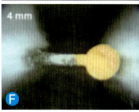
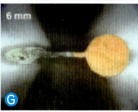

図11 ニッケルチタンファイルにより形成された扁平な上顎小臼歯の形態（Metzgerら[34]による）
- Ⓐ〜Ⓓはマイクロフォーカス CT 像．
- Ⓐ頬舌面観．
- Ⓑ近遠心面観．
- Ⓒ，Ⓓそれぞれ根尖から 4 mm，6 mm での水平断面像．赤は術前の根管，円形の青は根管形成後の根管．
- Ⓔ〜Ⓖそれぞれ根尖から 2 mm，4 mm，6 mm の水平断切片．AH-26 をシーラーとして用いた垂直加圧根管充填．フィンは象牙質削片で満たされており，ガッタパーチャとシーラーの侵入を妨げている．

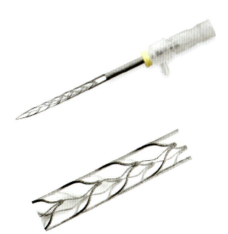

図12 SAF[34]
網のようになったニッケルチタン製の SAF（オサダ）は，根管の形態に合わせて変形するので，扁平に根管を形成できると報告されているが，あまり切削効率はよくないと思われる．専用のエンジン（上下動）で注水しながら根管形成する．

の残存を CBCT で調べると，ファイルが接していない部分にはガッタパーチャが残ることから，ファイルが根管壁の全面に接触するわけではないことがよくわかる（31頁，**図27，28参照**）．断面が楕円形の根管の周辺部の切削を意図して，近年，SAF という特殊なニッケルチタンファイルも開発されている[34]（**図12**）が，マイクロエキスカ（後述）による切削のほうが，より確実であると思われる．

Petersら[35]は，象牙細管深部までかなりの細菌が侵入しており（**図26参照**），それが再発の原因となりうると報告している．文献的には，象牙細管への細菌の侵入は，60〜

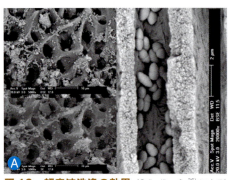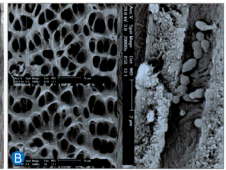

図 13　超音波洗浄の効果（Gründling ら[36)] による）
象牙細管内に侵入した細菌の除去は，超音波洗浄でも困難であることがわかる．
Ⓐ 根尖 1/3 の *E. faecalis* のバイオフィルム（対照）．
Ⓑ 根尖 1/3 の *E. faecalis* のバイオフィルム（水で超音波洗浄したもの）．

2,100μm あるいはセメント質までとするさまざまな報告[26)]がある．根管形成時に削片とともに細菌を象牙細管中に圧入してしまう可能性も無視できないだろう．象牙細管に侵入した *E. faecalis* のバイオフィルムを**図 13**に示す．

　これらの細菌を除去するためには，十分な根管洗浄とマイクロエキスカによる根管壁の切削とが有効である．それでも，除去しきれなかった細菌は，長期間にわたり生体内で安定した材料（MTA など）で，確実に根管を封鎖し，細菌を埋入（entomb）することが重要になる．

12　根管内（主に根尖部）の細菌を除去するためには，十分な洗浄が有効である

　根管洗浄[37)]は，誰でも簡単にできると考えられがちであるが，根管洗浄ほど難しい治療ステップはない．特に根尖孔付近の根管はほとんど洗われていないのが現状である．現在までのところ，根尖部根管を安全，確実に洗浄できる方法はほとんどない．バイオフィルムを形成している細菌には次亜塩素酸ナトリウム水溶液（以下，ヒポクロリットと略）が最も効果があるので用いざるをえないが，ヒポクロリットは歯周組織に溢出した場合には大変危険な薬剤である．そのために，ヒポクロリットによる組織の障害を恐れて，ヒポクロリットを用いるにしても，根管口付近のみが簡単に洗浄されることが多い．しかし，ヒポクロリットで根尖孔まで，ていねいに洗浄された場合には，細菌の除去・消毒に大変効果が

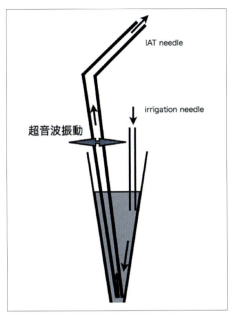

図14 超音波吸引洗浄法（UAT）
　超音波振動させた吸引針で洗浄液を吸引する．開発の初期には，超音波ハンドピース内を通して吸引していたが，この方式ではヒポクロリットによりハンドピースが腐食されるため，現在では，ハンドピース外に沿わせたチューブを経由して吸引している．

ある．

　根管内の細菌除去の仕上げとして，根管洗浄は非常に重要である．筆者は，根管洗浄を確実にするために根管形成するという考え方で，現在治療を進めている．洗浄にはヒポクロリットとEDTAを通常用いる．洗浄には，多量の薬液を使って，時間をかけるのがポイントとなる．

　根管形成により機械的に根管壁を削除することで，細菌の数を減少させることはできるが，これのみでは不十分である．また，ファイルなどの器具の使用は，象牙細管内に根管内の細菌を押し込む傾向もある．

　根管内の感染が重篤でない（感染が根管内の象牙質表層にとどまっている，あるいは根尖孔外にまで波及していない）症例では，根管形成後に十分に洗浄することで，臨床的に許容できる程度まで細菌数を減少させることができると思われる．

　筆者らは，超音波吸引洗浄法[37,38]（図14, 15）を用いて良好な成績を得ている．超音波振動させた吸引針で洗浄液を吸引しながら洗浄するというもので，超音波振動によるキャビテーションにより洗浄効果が高く，強力な吸引力により根管内の汚染物質を効果的に除去できる．残念なことにいまだ商品化されていない．

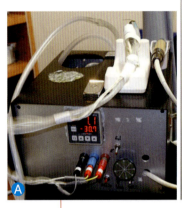
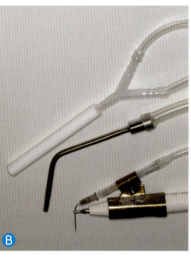

図 15 超音波吸引洗浄器
Ⓐ真空ポンプを内蔵したもの.
Ⓑ歯科用ユニットのバキュームを利用するもの.
　真空ポンプを内蔵したもの（約－50kPa）のほうが，歯科用ユニットのバキュームを利用するもの（約－20kPa）より，象牙質削片による吸引針の詰まりが少なく，強力に吸引することができる.

　超音波吸引洗浄法の利点は，

・ヒポクロリットを用いても，薬液の歯周組織への溢出の恐れなく安全に洗浄できる

・術後疼痛が低減し，フレアアップを生じない

・治癒が早い

・滲出液・象牙質削片が迅速かつ効果的に除去されるので，顕微鏡で根尖部の根管内の状態が観察しやすい

・根尖孔外の異物を吸引によって引き寄せることができる（後述，67，70頁）

などである.

　超音波吸引洗浄法は，洗浄効果が最も優れていると思われる[38]（図16）が，それでも根尖部の洗浄は困難である．吸引針を1～2mm根尖孔外に出せば，根尖部の洗浄はより確実にできると考えている（超音波吸引洗浄法では，洗浄液は歯周組織に広がらず直ちに吸引されるので，吸引針を少し歯周組織に出しても安全に洗浄できる）.

　再治療において，すべての根管を発見，根管形成し，超音波吸引洗浄法などによる十分な洗浄を行っても，排膿，打診痛，違和感などが収まらないときには，次のマイクロエキスカによる根尖孔内外のガッタパーチャの徹底除去，根管壁，セメント質表層の掻爬を行ったほうがよい．ときには，根尖孔外の異物を除去することも必要とされる.

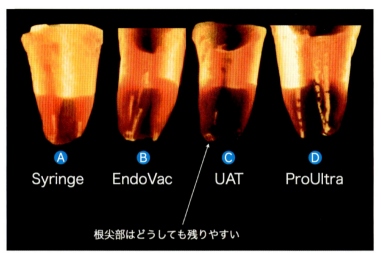

図16 根管内に入れた水酸化カルシウムペーストを各種洗浄法で除去した（マイクロフォーカスCT像）
Ⓐ シリンジでの洗浄．
Ⓑ EndoVac（商品化された吸引洗浄器具，超音波振動はしない）で洗浄．
Ⓒ 超音波吸引洗浄法（UAT）で洗浄．
Ⓓ ProUltra（超音波振動するチップ先端から洗浄液が出る，吸引はしない）で洗浄．
どの洗浄方法でも根尖部の洗浄は難しい．Debris（細菌）の除去には吸引が最も効果がある．

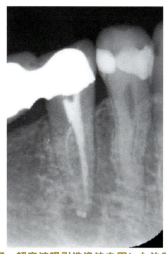

図17 超音波吸引洗浄法を用いた治療（側方加圧根管充填）
よく洗浄したら，根管充填前には気づいていなかったもう1つの根管にシーラーが入った．新たに見つかった根管は，根管形成して根管充填しなおしたほうがよい．

13 根管内（主に根尖部）の細菌を除去するためには，マイクロエキスカの使用が有効である

　十分な根管洗浄を行っても，腫脹，痛み，排膿などが改善されない症例，根尖エックス線透過像が消失せず何度も感染根管治療が繰り返されている症例，根尖孔が大きく拡大されている歯の再治療，根尖付近の歯質が軟化している症例，など根尖部の細菌感染がより重篤と思われる症例では，マイクロエキスカを使用し，より確実に根尖部根管の細菌を除去すべきである．マイクロエキスカで根管壁を掻爬しても象牙質削片は根管内に残るので，十分な根管洗浄（特に吸引除去）は必須と考えられる．

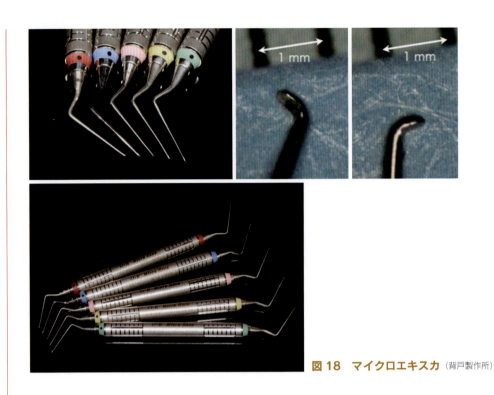

図 18 マイクロエキスカ (背戸製作所)

14 マイクロエキスカとは

　根管内で使用するために，2008年に岡口守雄，柿沼秀明によって開発された，超小型のエキスカベーターである（図18）．現在，背戸製作所で作られ，販売されている．主に，根管内の汚染物質の除去のために用いられる．

　マイクロエキスカで，根管内および根尖孔周囲の軟化している歯質を掻き出す．必要があれば根尖孔外も搔爬する（図19〜21）．

　再治療の歯では，根尖孔周囲（根尖孔外のセメント質にも）にバイオフィルムが形成されていることも多い．これらの部位のバイオフィルムを除去することも重要である（図22，23）．

マイクロエキスカの利点

① サイズが小さいため，顕微鏡下で刃部を見ながら根管内の軟化した歯質，汚染物質の除去が可能である．
② 根管壁の凹凸に沿って根管壁の清掃が可能である（図21）．

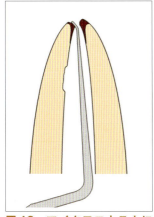

図 19 マイクロエキスカによる根管壁の搔爬

マイクロエキスカで汚染歯質を搔き出す．根尖孔周囲，根尖孔近傍の根尖孔外のセメント質の搔爬も可能である．

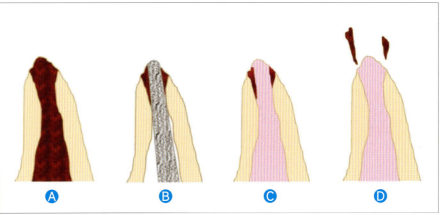

図 20 根尖孔が広がった歯の汚染物質
Ⓐ 茶色の部分に汚染物質が存在している．
Ⓑ ファイルで根尖部根管をきれいにすることはできない．
Ⓒ 根尖部の汚染物質は，根管充塡材によって埋め込まれるかもしれないが，シーラーが溶出すれば汚染物質が露出してしまう．
Ⓓ ファイリングにより取り切れなかった汚染物質は，根管充塡時に根尖孔外に出てしまう可能性もある．

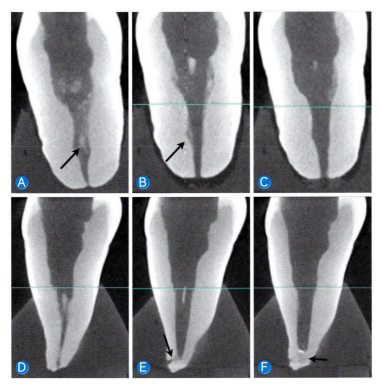

図 21 マイクロエキスカによる根管壁の切削
（マイクロフォーカス CT 像）
上段：直線的な根管の場合
Ⓐ 術前のマイクロフォーカス CT 像．根管壁の凹凸が残っている（やや白い部分，→など）．
Ⓑ Reciproc で形成後の CBCT 像．形成された部分がよくわかる．
Ⓒ マイクロエキスカ使用後のマイクロフォーカス CT 像．根管内がかなりきれいになったと思われる．根尖部の根管もやや太くなった．Ⓐ，Ⓑでの→部分は削除されている．
下段：根尖近くで彎曲している根管の場合．彎曲根管ではマイクロエキスカよりも，さらに小さい器具が必要とされるかもしれない．
Ⓓ 術前のマイクロフォーカス CT 像．
Ⓔ Reciproc で形成後のマイクロフォーカス CT 像．根管はだいぶ太くなった．根尖部で彎曲した根管の手前でレッジ（→）が形成された．
Ⓕ マイクロエキスカ使用後のマイクロフォーカス CT 像．根尖部で彎曲した根管（→）にはマイクロエキスカは入ることができないので，レッジの根尖側に削片を堆積してしまった（→）．プレカーブさせたファイルで再穿通し，削片を除去する必要がある．

マイクロエキスカを用いると，ファイルでは切削できないような根管壁の凹凸を除去することができ，削片も効果的に除去されるため，根管のエックス線透過性が増し，マイクロフォーカス CT 像では根管が太くなったように写るようである．

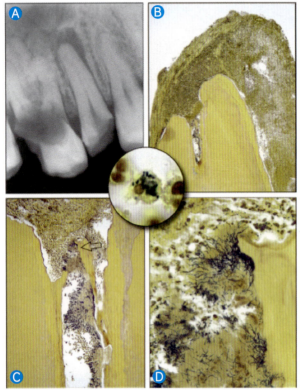

図22 根尖部の歯質の吸収とバイオフィルム形成
(Ricucciら[40]による)
Ⓐ 上顎右側第二小臼歯．直径5mm以上の透過像が観察される．
Ⓑ〜Ⓓ ブラウン・ブレン染色（テーラーの変法）された病理組織学的切片．細菌は青色に染まる．
Ⓑ 根尖に付着した根尖病変．
Ⓒ Ⓑの強拡大像．炎症組織に接してバイオフィルムが形成されている．歯質の吸収が顕著である．
〇囲み：根尖病変中の細菌を貪食した好中球．
Ⓓ Ⓒの⇨部分のセメント断片．好中球に囲まれたバイオフィルムが認められる（主に糸状菌）．

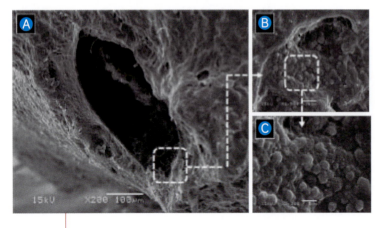

図23 未治療の歯の根尖孔（Signorettiら[41]による）
Ⓐ 200倍．Ⓑ，Ⓒ 根尖の歯の表面に細菌のコロニーが形成されている（それぞれ1,500倍, 3,300倍）．
　この症例のように，根尖孔周囲の歯質は感染し，破歯細胞により吸収されて凹凸ができ，そこにバイオフィルムが形成されていることがある．その除去にマイクロエキスカは有効であると思われる．

③ 根尖孔周囲の清掃が可能である．

マイクロエキスカの欠点

① マイクロエキスカを的確に用いるためには，顕微鏡下で使用しなくてはならない．

② 的確に操作するためには，刃の向きの異なるものが多種類必要である．

③ マイクロエキスカを用いるためには，根管はある程度広く拡大されていなくてはならない．

④ 大臼歯の細い彎曲根管では，顕微鏡で根尖孔付近を見ることは難しく，マイクロエキスカを的確に使用するのは困難である．

しかし，顕微鏡下で小型のバー，超音波切削器具などを用い，視野を妨げている部分の歯質（エンド三角）を正確に削除すれば，見えない根尖孔というのはほとんどなくなる．また，その際には，CBCT像によりどの部分をどの程度まで切削しても安全であるか，切削前によく作戦を立てておくことも重要である．

顕微鏡を用いてエンドを行っている歯科医師は増えてきたが，根尖孔付近の組織，歯質の状態をじっくり顕微鏡下で精査しながら治療している者は少ない．マイクロエキスカを用いて正確に施術するためには，根尖孔付近を精査できる良質な顕微鏡，良質なミラーと顕微鏡下での的確な手技が必要とされる．顕微鏡下で刃部先端の位置を確認しながらマイクロエキスカを用いないと，マイクロエキスカ本来の効果は期待できない．

15 マイクロエキスカで何ができるか

① 根管壁の掻爬
② 根尖孔周囲の掻爬
③ ガッタパーチャの除去
④ 偶発的穿孔部の清掃
⑤ 破折ファイルの除去
⑥ 亀裂に沿ったポケット・歯根表面の清掃
⑦ 根尖歯周組織内に溢出（残存）した根管充塡材の除去

など．

16　根尖部の根管の形態とマイクロエキスカ

　治癒しにくい感染根管治療では，根尖部の側枝，根尖分岐にバイオフィルムが形成されていることが多い[21,40]．これらの部位はファイルなどの器具によって清掃されることはまれである．マイクロエキスカは，これらの部位のバイオフィルムをどうしても除去したいときに，一つの可能性を示す．

　図24を見て，エンドの難しさとマイクロエキスカの必要性を考えてほしい．また，削除しすぎとならないような配慮も必要である．

　図25に従来の治療の問題点とこれからの治療の可能性を示す．

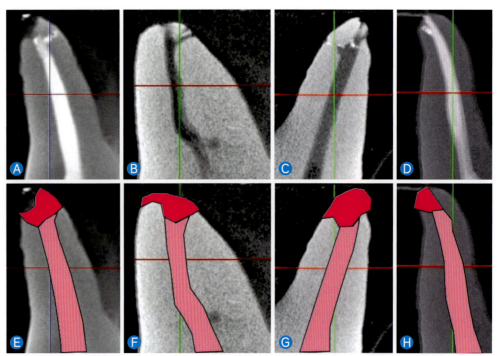

図24　根尖孔付近の感染とマイクロエキスカの使用（マイクロフォーカスCT像）
Ⓐ～Ⓓ術前．
Ⓔ～Ⓗパソコン上で作図．
　マイクロエキスカで赤色の部位を削除できれば感染源を除去できる．
　赤色の部分を削除するためには超音波チップなどでピンク色の部分も削らなくてはならない．

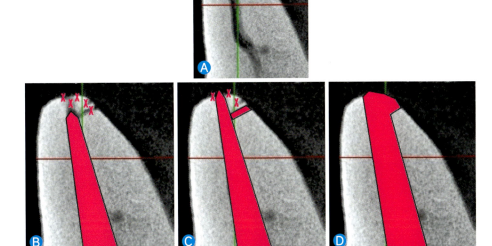

図25　3つの治療法（以前からの治療法，垂直加圧根管充填による方法，マイクロエキスカによる治療法の3つが考えられる）
Ⓐ 術前．
Ⓑ 治療法1：アンダーめに治療する．抜髄症例の場合にはほとんど問題ないであろうが，感染根管治療の場合には✕の部分に細菌が残る．実際には，抜髄症例の歯髄の中にも細菌がいることが証明されているので，不完全な治療といえる．
Ⓒ 治療法2：垂直加圧根管充填による治療．よく洗浄すると太いほうの根尖分岐には根管充填することができるであろう．しかし，細いほうの分岐に根管充填するのは難しいかもしれない．✕の部位には細菌が残る可能性がある．
Ⓓ 治療法3：マイクロエキスカによるエンドが目指している治療．問題のある部分をほとんど処置することができる．欠点としては，根管が太くなること，根尖孔が大きくなるためMTAで根管充填しなくてはならないことである．
　症例の感染の重症度に応じ，3つの治療法を使い分けるのがよいと思われる．

17　ガッタパーチャの除去

　取り切れなかったガッタパーチャと根管壁の間に細菌が残る（**図26**）ので，再治療の際には，根管内の古いガッタパーチャをすべて除去しなければならないが，しっかりと根管充填された症例では非常に困難である．根管内のすべてのガッタパーチャを除去するためには，顕微鏡下でマイクロエキスカを用いることが必要とされる．この手技は，複数回のアポイントが必要なほど時間がかかる．また，ときには，根尖孔外のガッタパーチャをマイクロエキスカで除去することも必要となる（次項）．この手技はさらに困難である．

　〇〇という器具を用いると簡単にガッタパーチャが除去できるといった話も多く，その目

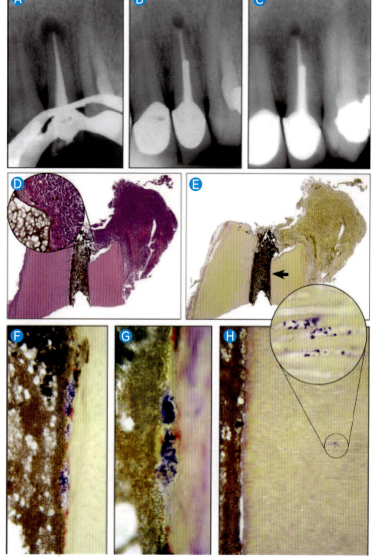

図26 根管充填と細菌 (Ricucciら[43])
- Ⓐ 上顎左側側切歯，無症状の歯の感染根管治療後のデンタルエックス線写真．
- Ⓑ 術後4年のデンタルエックス線写真．根尖病変は縮小したが，消失してはいない．
- Ⓒ 根管充填後19年のエックス線写真．19年間無症状で経過したが，根尖病変は改善していない．遠心にカリエスがありクラウンを作り直すため，根尖切除することにした．
- Ⓓ 外科的に切除した根尖部．根尖部の歯質は著しく吸収されており，根尖歯周組織には強い慢性炎症が観察される（ヘマトキシリン・エオジン染色）．
- Ⓔ 同部のブラウン・ブレン染色（テーラーの変法，細菌染色）された病理組織学的切片．
- Ⓕ Ⓔの→部分の強拡大像．根管充填材と根管壁の間に小さな細菌のコロニーが認められる（ブラウン・ブレン染色）．
- Ⓖ Ⓕと異なる部位の標本（ブラウン・ブレン染色）．小さな細菌のコロニーが明らかに根管充填材と根管壁の間に entomb されている．
- Ⓗ 象牙細管の深部にも細菌のコロニーが存在する（ブラウン・ブレン染色）．

　根管充填材と根管壁の間に存在する細菌は除去されなければならない．そのためには，根管充填材を徹底して除去する必要がある．

的に開発された器具の種類も多いが，有効な器具はほとんどない．ガッタパーチャの除去はかなり難しい．

　顕微鏡下でマイクロエキスカを用いても1回の治療では根管内のガッタパーチャをすべて除去できないことが多い．2，3回はかかると，初めから覚悟しておいたほうがよい．初心者では，術前のエックス線写真と術後のエックス線写真の根尖部のガッタパーチャの形が変わっていないということも多い（根尖部の術前のガッタパーチャがそのまま残っているため）．穿通し拡大したので，ガッタパーチャを除去できたと勘違いすることも多い．そのような場合に顕微鏡下で観察すると根尖部のガッタパーチャの中央に孔が開いているだ

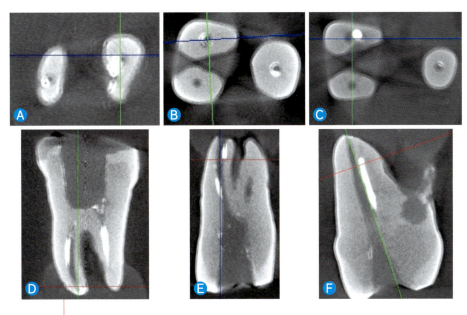

図 27 ガッタパーチャの除去（マイクロフォーカス CT 像）
上段は水平断，下段は同じ歯の頰舌断あるいは近遠心断．
Ⓐ 下顎大臼歯．
Ⓑ，Ⓒ 上顎大臼歯．
Ⓓ 近遠心断，近心根と遠心根．
Ⓔ 近遠心断，近心頰側根と遠心頰側根．
Ⓕ 頰舌断，近心頰側根．
　根管充填した大臼歯のガッタパーチャを根管内にユーカリソフトを満たし，Reciprocを用いて除去した．ファイルが接していない部分のガッタパーチャは除去できていない．Ⓕでは，残ったガッタパーチャが，深い位置でMB1から分岐するMB2の開口部に蓋をしている．

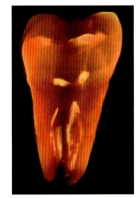

図 28 クロロホルムを用いた手用ファイルによるガッタパーチャの除去（マイクロフォーカス CT 像）
　クロロホルムは最もよくガッタパーチャを溶解するが，クロロホルムを用いても，十分な量のクロロホルムを用い，時間をかけてていねいに手用ファイルでファイリングしないと，根管内のガッタパーチャは除去できない．

けといったこともよく生じる．特に根尖孔付近では，取り残しのガッタパーチャが根管壁にへばりついていることが多いことに注意しなくてはならない．

　ガッタパーチャは根管壁に接着していないので，あらかじめ超音波振動で軟化した後に，マイクロエキスカを用いて一塊として除去する．なるべく大きな塊として除去するようにする．場合によっては，ガッタパーチャ溶解剤（ユーカリソフト，GPソルベント，クロロホルムなど）を用いると，除去しやすいこともある．

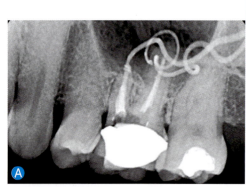
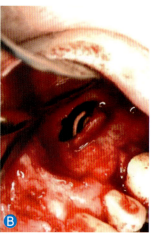

図29　根尖孔外のガッタパーチャの外科的除去（Brooksら[45]による）
Ⓐ近心根管の垂直加圧根管充填（インジェクション法）により，多量のガッタパーチャが歯周組織に溢出した．
Ⓑ外科的に上顎洞内からガッタパーチャを除去した．

18　根尖歯周組織内に溢出（残存）した根管充填材の除去

　ガッタパーチャは根尖歯周組織内に溢出しても，根尖病変の原因とならないこともあるが，溢出したガッタパーチャの表面にバイフィルムが形成され[44]，溢出したガッタパーチャの周囲に感染性の炎症が疑われる（CBCT像による診断）ときには，ガッタパーチャを除去する必要がある．従来，このようなガッタパーチャは外科的に除去された[45]（**図29**）が，マイクロエキスカを用いると根管内経由で除去できる可能性がある（臨床編参照）．その場合に，超音波吸引洗浄器を用いると，強力な陰圧でガッタパーチャを根尖孔近くまで引き寄せることができるので除去しやすくなる．

19　MTA根管充填とは

　筆者らは，根尖孔が大きい症例，根尖近くで穿孔している症例などでは，MTA単味で根管充填している．MTA根管充填は，根管充填が難しく時間がかかる，除去が困難であるなどの欠点があるが，下記のようなさまざまな利点をもつ[14, 15]．

- MTA は水分の存在下で硬化するので，確実な根尖孔の封鎖が期待できる．
- 根管充塡材が一塊（mono block）となって硬化するので，安定して根管を封鎖できる．
- Entomb が，より確実だと期待できる．
- MTA は生体活性をもち，表面にアパタイトの結晶を析出する．
- MTA 硬化時に MTA から析出する水酸化カルシウムによる静菌作用が期待できる．

　MTA は根管充塡に用いられるようになってからの時間が短いため，ある程度，症例数のまとまった臨床成績はいまだ発表されていないが，筆者は現在のところ最も将来性のある根管充塡材であると考えている．

　MTA を使わない場合にも，長期間，収縮せず，吸収されない根管充塡材，シーラーを用いるべきである．

20　CBCT の有用性

CBCT による術前の確実な診断

　原因歯の特定に CBCT 像による術前診断は非常に役に立つ．根尖病変の存在位置がデンタルエックス線写真より正確にわかる[1]ので，別な歯を治療する過ちを避けることができ，原因根管の特定にも CBCT 像による術前診断は役に立つ．穿通する必要のある根管，無理に穿通する必要のない根管の区別がつく．診断が難しい症例では，必ず CBCT 撮像すべきであろう．

　原因歯が特定できている場合にはハレーションを避けるため，なるべく患歯の金属ポスト，コア，根管充塡材，根管内の水酸化カルシウムペーストなどは除去してから撮像する．

　以下のことがわかるので，治療計画，準備をしやすくなる．

① 根尖病変の広がり
② 歯根，根管の癒合・分岐などの形態
③ 根管の彎曲方向，彎曲の大きさ
④ 根管の狭窄の程度
⑤ 見つからない根管口の位置

⑥ 破折ファイルの位置

⑦ 穿孔部位

⑧ 歯根破折の可能性（わかりにくいことも多い）

⑨ 下顎管あるいは上顎洞と根尖との位置関係

CBCTによる術中の診断

　術中にCBCT撮像することによって，

① 根管が見つからないとき，どの部位をどの方向に，さらに何mm削除すればよいのかわかる

② 根尖孔を見やすくするために安全に削除できる根管壁の部位がわかる

③ 根尖孔外にある異物の位置がわかる

などのことがわかる．

　わからないまま，無理に治療を進めて失敗するよりは，術中にCBCT撮像したほうが患者さんの利益になるのではないだろうか．何より自信をもって作業を続けることができるので心強い．術中に撮像する場合には，ハレーションを避けたいので，なるべく根管内に金属ポスト付きの仮封冠，水酸化カルシウムペーストなどを残さないようにして撮像する．また，術中に撮像すると根管ごとの治癒状態を知ることができ，まだ，問題の解決できていない（不十分な治療）根管が明らかになる．

術後のCBCT撮像

　術後のCBCT撮像には，被曝の観点から特に批判が強いが，根管単位で治癒傾向を知ることができるので，患者さんにも説明しやすいし，難しい症例では患者さんもそのほうが安心できることが多い．

　また，CBCT撮像することによって，1～2カ月のうちに治癒していく様子がわかる．3カ月ほど経過して改善傾向が認められないときは，治療内容に何らかの問題があると考えてよい．

CBCT 像評価時の注意（良心）

　CBCT 像評価時には，病変が一番大きく見える断面あるいは骨の吸収が最大に見える断面を評価の対象とすべきである（筆者は，本書では，このことを注意深く実践したつもりである）．これらは，術者にとっては一番不利な断面であるが，一番悪いところがよく治らなくては，治療本来の意味がない．CBCT 像では，術者に都合のよい（よく治っているように見える）断面を提示することはたやすい．いい加減な治療でもよく治っているようにみせることは簡単である．ここに CBCT 像（新技術）での評価の危うさがある．新機材，新治療法を CBCT 像で評価する研究が増えつつあるが，注意深く読む必要がある．CBCT というと，あまり詳しくない者は無条件に信じる傾向があるが，注意しなくてはならない．

21 まとめ

- CBCT によりエンドの診断が確実になり，術後の治癒傾向をより正確に知ることができるようになった．
- 再治療失敗の最も重要な原因は根尖孔周囲の細菌の残存である．それらの細菌は，従来の根管形成，根管洗浄，根管貼薬によって，完全に除去あるいは殺菌することはできない．
- 根管形成を行った後に，超音波吸引洗浄法，マイクロエキスカなどを用いることによって，根尖孔周囲に残存した細菌の数をさらに減少させることができ，より良好な治癒が期待できると思われる．
- それでも残った細菌は根管充塡材で封入する必要がある．そのためには，長期間にわたり収縮せず，生体によって吸収されない MTA のような根管充塡材を用いるのがよい．

文　献

1) Estrela C, Bueno MR, Leles CR, Azevedo B, Azevedo JR：Accuracy of cone beam computed tomography and panoramic and periapical radiography for detection of apical periodontitis．J Endod 2008；34：273-279.
2) Schulz M, von Arx T, Altermatt HJ, Bosshardt D：Histology of periapical lesions obtained during apical surgery．J Endod 2009；35：634–642.
3) Lofthag-Hansen S, Huunmonen S, Grondahl HG, et al：Limited cone beam CT and intraoral radiography for the diagnosis of periapical pathology．Oral Surg Oral Med Oral Pathol Oral Radiology Endodontics 2007；103：114-119.
4) Estrela C, Bueno MR, Leles CR, et al：Accuracy of cone beam computed tomography and panoramic and periapical radiography for detection of apical periodontitis．J Endod 2008；34：273-279.
5) Low KMT, Dula K, Burgin W, von Arx T：Comparison of periapical radiography and limited cone-beam tomography in posterior maxillary teeth referred for apical surgery．J Endod 2008；34：557-562.
6) Estrela C, Bueno MR, Azevedo BC, et al：A new periapical index based on cone beam computed tomography．J Endod 2008；34：1325-1331.
7) Paula-Silva FWG, Wu MK, Leonardo MR, et al：Accuracy of periapical radiography and cone-beam computed tomography scans in diagnosing apical periodontitis using histopathological findings as a gold standard．J Endod 2009；35：1009-1012.
8) Liang YH, Li G, Wesselink PR, Wu MK：Endodontic outcome predictors identified with periapical radiographs and cone-beam computed tomography scans．J Endod 2011；37：326-331.
9) Van der Boden WG, Wang X, Wu MK, Shemesh H：Area and 3-dimensional volumetric changes of periapical lesions after root canal treatments．J Endodo 2013；39：1245-1249.
10) Fernandez R, Cadavid D, Zapata SM, Alvarez LG, Reatrepo FA：Impact of three radiographic methods in the outcome of nonsurgical endodontic treatment：A five-year follow-up．J Endod 2013；39：1097-1103.
11) 西村　清：術後，25年を経過して糊材とガッタパーチャが吸収され再発した慢性根尖性歯周炎の治療．日歯内療誌 2001；22：39-43.
12) 小林千尋：吸収されやすい根管充填材に関する一考察．日歯内療誌 2011；32：148-153.
13) 小林千尋：MTAの臨床．医歯薬出版，東京，2012.
14) Bogen G, Kuttler S：Mineral trioxide aggregate obturation：A review and case series．J Endod 2009；35：777–790.
15) EL-Ma'aita AM, Qualtrough AJE, Watts DC：A micro-computed tomography evaluation of mineral trioxide aggregate root canal fillings．J Endodo 2012；38：670-672.
16) Law A, Messer H：An evidence-based analysis of the antibacterial effectiveness of intracanal medicaments．J Endod 2004；30：689–694.
17) Peters LB, van Winkelhoff AJ, Buijs JF, Wesselink PR：Effects of instrumentation, irrigation and dressing with calcium hydroxide on infection in pulpless teeth with apical periodontitis．Int Endod J 2002；35：13–21.
18) Sousa ELR, Martinho FC, Nascimento GG, Leite FRM, Gomes BPFA：Quantification of endotoxins in infected root canals and acute apical abscess exudates：Monitoring the effectiveness of root canal procedures in the reduction of Endotoxins．J Endod 2014；40：177-181.
19) 福島久典：細菌学からみたエンドの常識．日歯会誌 1998；51：315-324.
20) Ricucci D, Siqueira JF：Fate of the tissue in lateral canals and apical ramifications in response to pathologic conditions and treatment procedures．J Endod 2010；36：1-15.
21) Sjögren US, Figdor D, Spangberg L, Sundqvist G：The antimicrobial effect of calcium hydroxide as a short-term intracanal dressing．Int Endod J 1991；24：119–125.
22) Molander A, Reit C, Dahlen G, Kvist T：Microbiological status of root-filled teeth with apical periodontitis．Int Endod J 1998；31：1-7.
23) Siqueira JF, Rocas IN：Clinical implications and microbiology of bacterial persistence after treatment procedures．J Endodo 2008；34：1291-1301.
24) Fabricius L, Dahlén G, Sundqvist G, Happonen R-P, Möller ÅJ：Influence of residual bacteria on periapical

tissue healing after chemomechanical treatment and root filling of experimentally infected monkey teeth. Eur J Oral Sci 2006；114：278-285.
25) Stuart CH, Schwartz SA, Beeson TJ, Owatz CB：Enterococcus faecalis：Its role in root canal treatment failure and current concepts in retreatment. J Endod 2006；32：93-98.
26) Baugh D, Wallace J：The role of apical instrumentation in root canal treatment：A review of the literature. J Endod 2005；31：333-340.
27) Dalton BC, Ørstavik D, Phillips C, Pettiette M, Trope M：Bacterial reduction with nickel-titanium rotary instrumentation. J Endod 1998；24：763–767.
28) Salzgeber RM, Brilliant JD：An in vivo evaluation of the penetration of an irrigating solution in root canals. J Endod 1977；3：394–398.
29) Ørstavik D, Kerekes K, Molven O：Effects of extensive apical reaming and calcium hydroxide dressing on bacterial infection during treatment of apical periodontitis：A pilot study. Int Endod J 1991；24：1–7.
30) Wu M, Wesselink PR：Efficacy of three techniques in cleaning the apical portion of the curved root canals. Oral Surg Oral Med Oral Pathol 1995；79：492–496.
31) Card S, Sigurdsson A, Orstavik D, Trope M：The effectiveness of increased apical enlargement in reducing intracanal bacteria. J Endod 2002；28：779–783.
32) Saini HR, Tewari S, Sangwan P, Duhan J, Gupta A：Effect of different apical preparation sizes on outcome of primary endodontic treatment：A randomized controlled trial. J Endod 2012；38：1309–1315.
33) Paque F, Balmer M, Attin T, et al：Preparation of oval-shaped root canals in mandibular molars using nickel-titanium rotary instruments：A micro-computed tomography study. J Endod 2010；36：703-707.
34) Metzger Z, Teperovich E, Zary R, Cohen R, Hof R：The self-adjusting file（SAF）. Part 1：Respecting the root canal anatomy –A new concept of endodontic files and its implementation. J Endod 2010；36：679-690.
35) Peters LB, Wesselink PR, Buijs JF, Van Winkelhoff AJ：Viable bacteria in root dentinal tubules of teeth with apical periodontitis. J Endod 2001；27：76–81.
36) Gründling GL, Zechin JG, Jardim WM, de Oliveira SD, de Figueiredo JAP：Effect of ultrasonics on Enterococcus faecalis biofilm in a bovine tooth model. J Endod 2011；37：1128–1133.
37) 小林千尋：根管洗浄．医歯薬出版，東京，2012．
38) 小林千尋，福元康恵，吉岡隆知，須田英明：超音波吸引洗浄法の開発．日歯内療誌 2010；31：3-7.
39) 岡口守雄，辺見浩一：私の道具箱 根管内の三次元的な GP・感染源除去用 NEW インスツルメント O.K マイクロエキスカ．The Quintessence 2012；31：236.
40) Ricucci D, Siqueira JF：Biofilms and apical periodontitis：Study of prevalence and association with clinical and histopathologic findings. J Endod 2010；36：1277-1288.
41) Signoretti FGC, Endo MS, Gomes BPFA, Montagner F, Tosello FB, Jacinto RC：Persistent extraradicular infection in root-filled asymptomatic human tooth：Scanning electron microscopic analysis and microbial investigation after apical microsurgery. J Endod 2011；37：1696-1700.
42) 小林千尋：新 楽しくわかるクリニカルエンドドントロジー．医歯薬出版，東京，2012．
43) Ricucci D, Siqueira JF, Bate AL, Pitt Ford TR：Histologic investigation of root canal–treated teeth with apical periodontitis：A retrospective study from twenty-four patients. J Endod 2009；35：493-502.
44) Noiri Y, Ehara A, Kawahara T, Takemura N, Ebisu S：Participation of bacterial biofilms in refractory and chronic periapical periodontitis. J Endod 2002；28：679-683.
45) Brooks JK, Kleinman JW：Retrieval of extensive gutta-percha extruded into the maxillary sinus：Use of 3-deminsional cone-beam tomography. J Endod 2013；39：1189-1193.
46) 小林千尋：MTA の臨床．医歯薬出版，東京，2012．
47) 本田和也，橋本光二編：症例でみる歯科用 CT の三次元診断 ここが読像のポイントだ！．砂書房，東京，2012．

Challenges to ENDODONTIC Difficult Cases

II

臨床編

II 臨床編

Endo Nan-Shorei eno Chosen

　マイクロエキスカは比較的最近開発されたので，有用性に関し統計学的なエビデンスはない．一般的に広まっていない特殊な術式でそこまでやらなくても，という意見も強いものと思われる．しかし，マイクロエキスカで根尖部の感染源を除去することで，

① 長期間痛みの取れなかった症例において，速やかに痛みが消失する
② CBCT 像において，術後の根尖歯周組織の修復が速やかに起こることが確認される

などの事実が複数の術者によって確認されており，それらの多数の臨床的成功例は，何よりの力強いエビデンスではないだろうか．以下に臨床例において具体的に述べる．

1　感染根管治療

　他の術者によってすでに治療されていない感染根管治療（virgin canal）は，再治療の症例よりはずっとやさしい．Virgin canal の治療においても，必要に応じてマイクロエキスカを用いて根尖部の感染源を可及的に除去することで，さらに確実な治癒が期待できると思われる．

感染根管治療（他院で治療されていないもの）①　下顎左側第一大臼歯
（図1, 2）

　この症例と次の症例では，マイクロエキスカを使用することなしに，ステンレスファイル，ニッケルチタンファイル（Reciproc）により根管形成し，超音波吸引洗浄法により入念に洗浄した．根管充填はインジェクション法による垂直加圧根管充填（シーラーは AH Plus）である．術後の CBCT 像により，治癒を確認できた．この症例は生活歯にメタルボンドクラウンを被せた後，失活して根尖病変ができたようである．

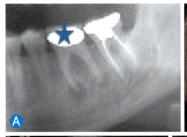
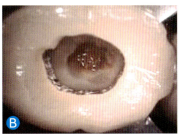
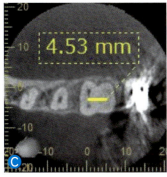
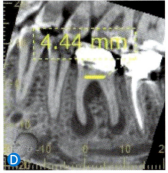

図1　感染根管治療①
Ⓐ パノラマエックス線写真の部分拡大像．根尖部と分岐部に透過像が確認できるが，根管ははっきり見えない．
Ⓑ メタルボンドクラウンは外さずに髄腔開拡を行ったが，根管口がなかなか見つからなかったので，CBCT撮像して根管を探索することにした．
Ⓒ CBCT像の水平断で，近心根管の根管口と遠心根管の根管口の距離を測定した．
Ⓓ CBCT像の矢状断では，根尖部だけでなく分岐部の病変もはっきり見える．
　超音波チップで削っては，ファイルで探ることを根気よく繰り返し，見た目ではわからない，軟らかい部分を触知して根管口を見つけた．

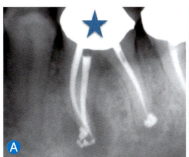
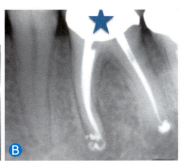
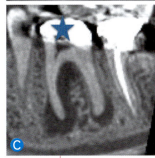
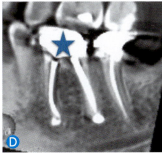

図2　感染根管治療①（つづき）
Ⓐ 根管充填直後のデンタルエックス線写真．
Ⓑ 根管充填後5カ月のデンタルエックス線写真．
Ⓒ 術前のCBCT像，矢状断．根尖病変，分岐部病変の広がりがはっきりと確認できる．
Ⓓ 根管充填後5カ月のCBCT像，矢状断．分岐部，根尖部ともに，かなり回復していることが確認できる．

感染根管治療（他院で治療されていないもの）②　上顎左側第一小臼歯（図3,4）

しみていたのは治ったが，口内炎が治らないといって来院した．患者さんが口内炎だと思っていたのは瘻孔だった．インレーを除去すると二次カリエスは歯髄まで達していた．

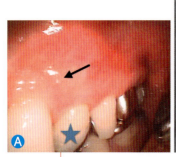
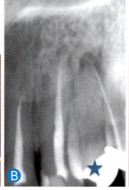
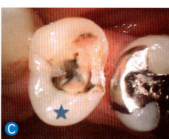

図3　感染根管治療②
Ⓐ 術前の口腔内所見．瘻孔（→）が認められた．
Ⓑ 術前のデンタルエックス線写真（瘻孔よりガッタパーチャポイントを挿入して撮影）．
Ⓒ インレー除去後の口腔内所見．

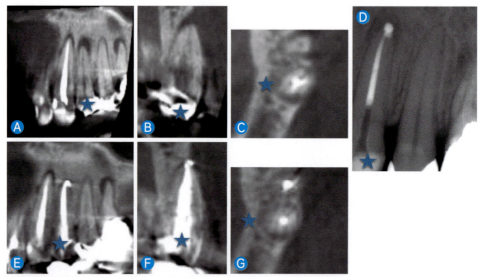

図4　感染根管治療②：術前，術後のCBCT像とデンタルエックス線写真
Ⓐ～Ⓒ 術前のCBCT像．左から矢状断，前頭断，水平断．フェネストレーションが認められる．
Ⓓ 根管充填直後のデンタルエックス線写真．
Ⓔ～Ⓖ 術後1年4カ月のCBCT像．左から矢状断，前頭断，水平断．矢状断により根尖周囲の骨が再生しているのがわかる．

感染根管治療（他院で治療されていないもの）③　上顎右側側切歯（図5，6）

　歯冠の変色（外傷の既往あり）を主訴として来院した．術前のCBCT像により根尖部の根管が遠心頬側に彎曲しており，その方向に根尖病変が拡大していることが確認できた．
　マイクロエキスカを用い，ていねいに根尖部の根管を清掃後，超音波吸引洗浄することを繰り返し，徹底的に根尖部を洗浄した後，MTAで根管充填した．

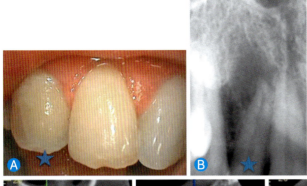

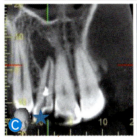 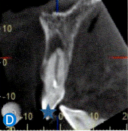 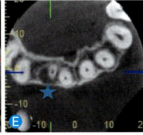

図5　感染根管治療③
Ⓐ術前の口腔内所見．
Ⓑ術前のデンタルエックス線写真．
Ⓒ～Ⓔ術前のCBCT像．左から前頭断，矢状断，水平断．根管中央部に白く見えるのは水酸化カルシウムペースト．

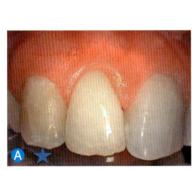 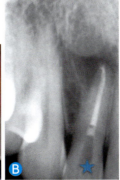

図6　感染根管治療③（つづき）
Ⓐホワイトニング後の口腔内所見．
Ⓑ術直後のデンタルエックス線写真．

感染根管治療（他院で治療されていないもの）④　上顎右側第一大臼歯

（図7～9）

　CBCTによって初めて明瞭な根尖病変の存在が明らかになった症例．実際には，このような病変はデンタルエックス線写真では，はっきりしないため，治療せず経過観察となることが多いのではないだろうか．根管内は，超音波吸引洗浄法（ヒポクロリットおよびEDTA），およびマイクロエキスカによる搔爬を繰り返し，ていねいに清掃した．

　この症例のように，CBCT像では，術後短期間のうちに治癒傾向を判断することができる．

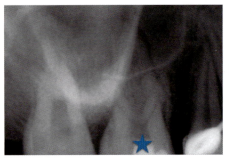

図7 感染根管治療④：術前のデンタルエックス線写真
　口蓋根近心側に歯根膜腔の拡大が認められた．頬側2根の根尖病変は明らかでない．歯髄保存処置後4年，矯正開始後2年8カ月．咬合調整により痛みは消失したが，軽度の打診痛があった．矯正用のインプラントアンカー埋入部位の診査のため，CBCT撮像したところ，根尖病変が確認された．

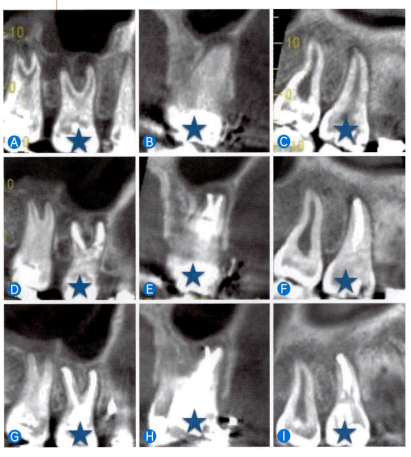

図8 感染根管治療④：CBCT像
Ⓐ～Ⓒ術前，Ⓓ～ⒻMTA根管充塡直後，Ⓖ～Ⓘ根管充塡後8カ月．
Ⓐ矢状断．頬側2根に明らかな根尖病変が認められる．
Ⓑ前頭断（近心頬側根）．根尖近くで2根管に分岐している．上顎洞底の骨が吸収されている．
Ⓒ矢状断（口蓋根）．歯根膜腔の拡大が認められる．
Ⓓ矢状断．根管充塡時には根尖病変はかなり縮小している．上顎洞底の骨が再生してきている．
Ⓔ前頭断（近心頬側根）．上顎洞底の骨が再生してきている．
Ⓕ矢状断（口蓋根）．歯根膜腔の拡大が改善している．
Ⓖ矢状断．根尖部の治癒がさらに進んでいる．
Ⓗ前頭断（近心頬側根）．根尖部の治癒が進んでいる．歯根膜腔の拡大は矯正治療開始の影響と思われる．上顎洞底の骨の再生が進んでいる．
Ⓘ矢状断（口蓋根）．根尖部の治癒が進んでいる．

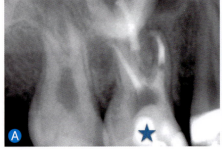 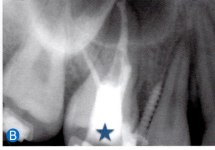

図9 感染根管治療④：根管充塡後のデンタルエックス線写真
　デンタルエックス線写真では，どこがどう治癒しているのか判断しにくい．
Ⓐ根管充塡直後．
Ⓑ根管充塡後8カ月．
6̲，5̲間に見えるのは，矯正用インプラントアンカーである．

2 再治療

マイクロエキスカを使用しなくてはならない症例とは

　エンドを行った歯が何年かして再発した場合には再治療をする．前回よりもていねいに根管形成し，十分に洗浄し，より慎重に根管充塡を行う．しかし，それでも経過が思わしくないときには，根尖部の細菌の除去が不十分であると考えられる．ここで次に考えられるのは，根尖切除あるいは意図的再植である．しかし，患者さんが手術を希望しないとき，ポストが長く根尖を切除するとポストの先端が露出してしまい根尖孔の封鎖が不十分になる場合などには，根尖切除を行えないので，マイクロエキスカを用いた再治療が有効な手段となる．マイクロエキスカによる再治療によって，外科処置と同等の成績が期待できると思われる．

マイクロエキスカを用いた再治療では，根管（主に根尖孔周囲）の清掃をマイクロエキスカを用いて徹底的に行う．具体的には，軟化象牙質，壊死汚染物質，ガッタパーチャ，シーラー，などを徹底的に除去する．

　マイクロエキスカを用いた再治療においては，
① 顕微鏡下でマイクロエキスカが的確に操作できる技術が必要とされる
② 顕微鏡下で根尖部の根管およびマイクロエキスカの刃部が見えなくてはならないので，エンド三角が適切に除去された広めの髄腔開拡が必要とされる．マイクロエキスカをほとんど曲げずに根尖部に導入できるように，太めに根管形成したほうが有利である
④ 患者さん，術者ともに，複数回（ときには5回以上）の治療が可能な環境にあること（患者さんの治そうとする意欲が高いこと，術者にも治療に十分な時間を確保できる余裕があること）
⑤ 大きくなった根尖孔を確実に封鎖するために，MTAで根管充塡すること
などが必要とされる．

臨床編

マイクロエキスカを用いた再治療の欠点としては，

① 顕微鏡がないとマイクロエキスカの効果が発揮できない

② 効果を十分に発揮するためには，かなりの熟練と術者の熱意，根気が必要とされる

③ 治療時間が長くなり，治療回数が多くなる

④ 根管，根尖孔が大きくなりがちであり，歯根破折しやすくなる可能性がある

⑤ MTAで根管充塡すると，再治療はかなり難しくなる

などである．

　以上の理由により，すべての再治療の症例にマイクロエキスカを適用するのは非現実的である．解剖学的に複雑な根管の形態をもつ，治りにくい，痛みが持続する，再発を繰り返す，などの難治性の症例に適応されるべきである．

再治療① 樋状根の下顎左側第二大臼歯 (図10〜13)

　根管の清掃の難しい樋状根の歯の治療にマイクロエキスカを用いた．患者さんは，左下の歯肉がしばしば腫れ，咬むと痛いといって来院した．

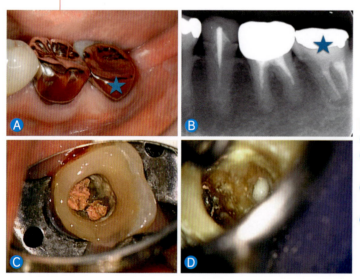

図10　再治療①（辺見浩一先生の症例）
Ⓐ 術前の口腔内写真．
Ⓑ 術前のデンタルエックス線写真．根尖部に透過像を認める．
Ⓒ アンレー，レジンコア除去後，軟化象牙質を除去し，コンポジットレジンを用いて隔壁を作った．
Ⓓ 超音波振動により軟化させたガッタパーチャをマイクロエキスカで搔き上げるように除去した．マイクロエキスカはこのような広い根管のガッタパーチャや感染源の除去に非常に有用である．

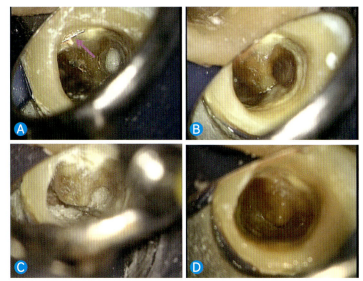

図11 再治療①（つづき）
Ⓐ さらに遠心根根尖部よりマイクロエキスカにて破折ファイルを除去した（→）．
Ⓑ ガッタパーチャ除去終了．イスムス部に感染源の残存を認めた．
Ⓒ 細い超音波チップを用い，イスムスを切削した．
Ⓓ イスムス清掃後．

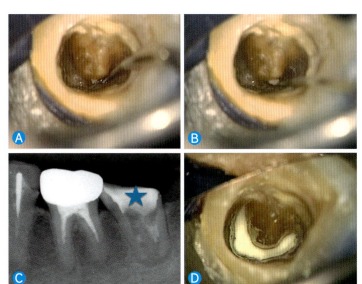

図12 再治療①（つづき）
Ⓐ マイクロエキスカを用いて，根尖付近のアンダーカット内より感染源の除去を行った．イスムス下部に感染源が残存している．
Ⓑ 力を加えず，そっと掻き上げるようにマイクロエキスカを使用する．
Ⓒ 感染源の除去終了後のデンタルエックス線写真．根管内に白く見えるのは，水酸化カルシウムペースト．
Ⓓ 症状の消退を確認しMTAで根管充塡を行った．

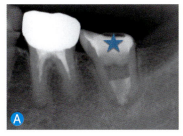
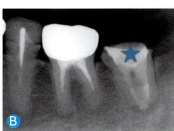

図13 再治療①（つづき）
Ⓐ 根管充塡後のデンタルエックス線写真．
Ⓑ 術後1カ月のデンタルエックス線写真．ファイバーポストで支台築造後，テンポラリークラウンにて経過観察中である．臨床症状は消退し，透過像は縮小傾向にある．

再治療② 上顎右側第一大臼歯（図14〜17）

患者さんは咬合痛を訴え来院した．近心頰側根管のフィンの清掃にマイクロエキスカを用いることによって，MB2（舌側根管）を発見することができた．

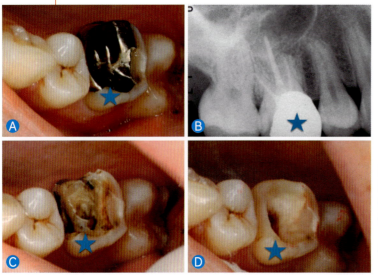

図14 再治療②（辺見浩一先生の症例）
Ⓐ 術前の口腔内写真．
Ⓑ 術前のデンタルエックス線写真．
Ⓒ インレーマージン部が破折し，内部にカリエスが広がっていた．
Ⓓ 軟化象牙質を除去し，コンポジットレジンを用いて隔壁を作った．

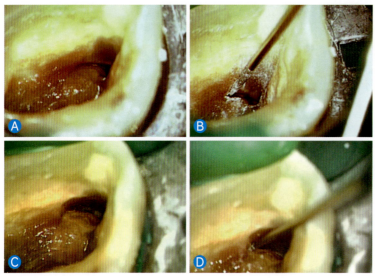

図15 再治療②（つづき）
Ⓐ 近心頰側根管口より口蓋側方向に伸びるフィンを認めた．
Ⓑ エンドアクセスバー1（ヨシダ）を用い，フィン上部を拡大した．
Ⓒ 拡大後の写真．
Ⓓ マイクロエキスカ 0.3mm，45°を使用し，フィン内部の感染源を除去した．

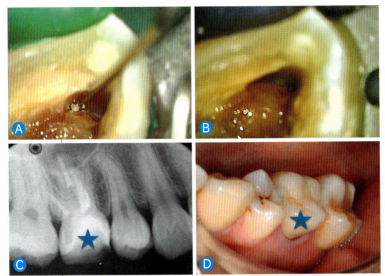

図16 再治療②（つづき）
ⓐ 根管にストレスを与えないように，慎重なインスツルメンテーションを行うことが重要である．
ⓑ マイクロエキスカを用いてフィン内部を拡大すると，根尖近くで分岐した近心頰側根の舌側根管（MB2）を発見したので，それも拡大形成した．
ⓒ 根管充塡後のデンタルエックス線写真．症状の消退を確認し，MTAで根管充塡を行った．
ⓓ ファイバーポストを用い支台築造した後，ジルコニアオールセラミックスクラウンにて歯冠修復処置を行った．

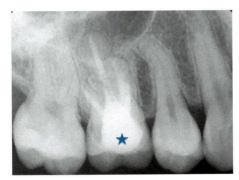

図17 再治療②（つづき）
　術後6カ月のデンタルエックス線写真．症状は消退し良好に経過している．

再治療③　上顎右側第一小臼歯（図18〜21）

　前日に応急処置を受け，痛みはなくなったが，右側頰部の激しい腫脹により急患来院した．CBCT撮像した後，前日，除去しきれなかったメタルポストを除去し，根管内をニッケルチタンファイル，超音波吸引洗浄法，マイクロエキスカを用いた搔爬により清掃した．4日後には，腫脹は速やかに消退していた．

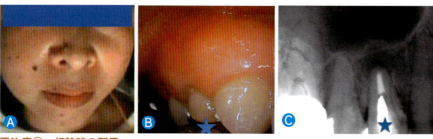

図18　再治療③：初診時の所見
Ⓐ顔貌．かなり腫れている．
Ⓑ口腔内所見．頬側の腫脹が顕著である．
Ⓒデンタルエックス線写真．根尖病変が明らかである．

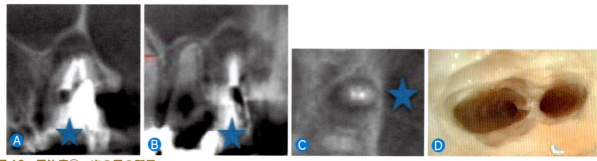

図19　再治療③：次の日の所見
Ⓐ～ⒸCBCT像．
Ⓐ前頭断．Ⓑ矢状断．Ⓒ水平断．Ⓓ根管形成後の根管．ニッケルチタンファイルとマイクロエキスカにより口蓋根管からガッタパーチャを除去していくと，すぐに穿通できた．排膿してきたので，マイクロエキスカによる掻爬と超音波吸引洗浄を併用し根管内を清掃した．続いて，頬側根管に残存していたメタルポスト，ガッタパーチャを除去し，口蓋根管と同様に清掃した．中隔部の根尖寄りにはガッタパーチャが残存し，マイクロエキスカを用いても除去できなかった．

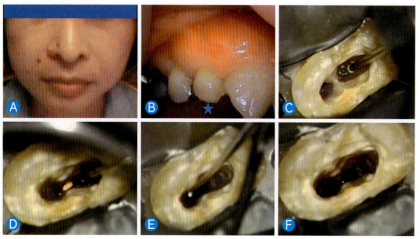

図20　再治療③：4日後の所見
Ⓐ顔貌．腫れはほとんど引いた．
Ⓑ口腔内所見．腫脹はだいぶ改善されている．
Ⓒ中隔部の根尖側のガッタパーチャがを除去するために，中隔部の歯質をエンドアクセスバー2（ヨシダ）で削除した．
Ⓓ中隔部の根尖側に残っていたガッタパーチャが明らかになったので，マイクロエキスカで除去した．
Ⓔ根尖孔周囲（根尖孔外）の歯質をマイクロエキスカで掻爬している．
Ⓕ根尖孔は瓢箪型になった．

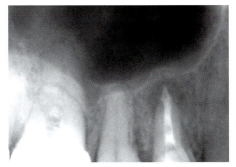

図 21　再治療③：根管充塡（MTA）後のデンタルエックス線写真
　ややオーバーになってしまった．根尖病変は小さくなっているように見える．

再治療④　上顎左側第一小臼歯（図 22, 23）

　20 年以上前に抜髄された．10 年後に腫脹，排膿が認められたので，前医に 1 年ほど通院した．その間，ときどき拍動性の痛みを感じたので，仮歯で様子をみていた．5 年ほど前に再治療し，メタルボンドクラウンを装着した．メタルボンドクラウン装着後 4 年で根尖部圧痛，違和感が出たために，今回はクラウンの上から治療した．根尖部をマイクロエキスカで徹底的に清掃すると症状は速やかに消失した．難治性の症状が，劇的に改善した典型例である．

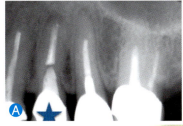
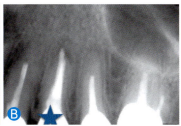
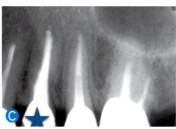

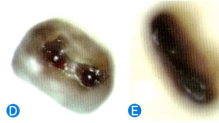

図 22　再治療④
Ⓐ今回の治療の術中のデンタルエックス線写真．根管内は水酸化カルシウムペースト．
ⒷMTA による根管充塡後のデンタルエックス線写真．
Ⓒ根管充塡後 7.5 カ月のデンタルエックス線写真．
Ⓓマイクロエキスカで根尖部根管の清掃をした．
Ⓔさらに根尖孔周囲を清掃した．

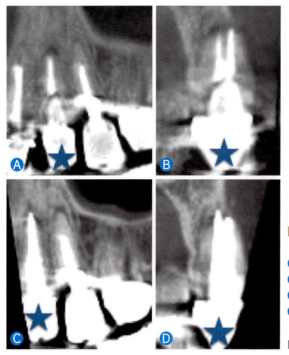

図 23 再治療④：CBCT 像
上段は術前，下段は根管充塡後 2 カ月．
Ⓐ 術前，矢状断．
Ⓑ 同前頭断．
Ⓒ 根管充塡後 2 カ月，矢状断．
Ⓓ 同前頭断．
　根管充塡後 2 カ月ではあるが，根尖部の治癒傾向が観察できる．

再治療⑤　下顎右側第一大臼歯（図 24 〜 26）

　患者さんは前医で MTA での根管充塡を希望したが，拒否されたため来院した．すべての根管を穿通し，根管内を超音波吸引洗浄法，マイクロエキスカにより清掃した後，MTA で根管充塡した．

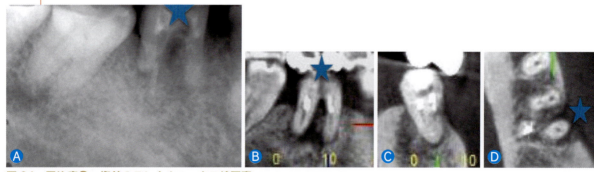

図 24　再治療⑤：術前のデンタルエックス線写真
Ⓐ 術前のデンタルエックス線写真．
Ⓑ CBCT 矢状断．根管内には水酸化カルシウムペーストが残っている．
Ⓒ 同前頭断．分岐部，遠心根根尖から近心にかけて顕著な透過像が観察される．
Ⓓ 水平断．遠心舌側根管にガッタパーチャが残っている．

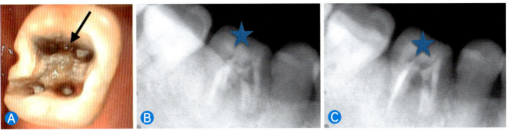

図25　再治療⑤：術中，術後の所見
Ⓐ近心頬側根管と近心舌側根管の間に近心の3つ目の根管がある（→）．
Ⓑ，Ⓒ術後のデンタルエックス線写真．偏近心投影と正放線投影．5つすべての根管を拡大し，マイクロエキスカでさらにきれいにした後，超音波吸引洗浄し，MTAで根管充填した．

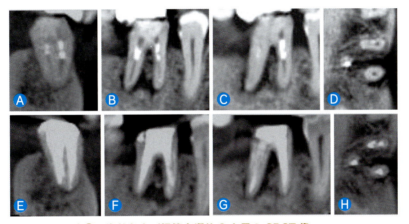

図26　再治療⑤：術前および根管充填後3カ月のCBCT像
Ⓐ～Ⓓ術前のCBCT像，Ⓔ～Ⓗ根管充填後3カ月のCBCT像．
Ⓐ前頭断（近心根）．舌側に広がる病変が顕著である．
Ⓑ矢状断（頬側）．近心根から遠心頬側根にわたる病変が顕著である．分岐部病変との連絡が疑われる．
Ⓒ矢状断（舌側）．分岐部から遠心舌側根および近心根の根尖部に広がる病変が認められる．
Ⓓ水平断．遠心舌側根管には水酸化カルシウムペーストが認められる．
Ⓔ前頭断（近心根）．やや治癒傾向が認められる．
Ⓕ矢状断（頬側）．遠心頬側根管ではやや治癒傾向が認められる．
Ⓖ矢状断（舌側）．遠心舌側根および近心根の根尖部では治癒傾向が認められる．
Ⓗ水平断．近心根の3根管にMTAが認められる．
　臨床症状は消退したが，全体的に治癒の遅い症例である．分岐部病変との関連が強く疑われる．

再治療⑥　下顎右側第二大臼歯 (図27～29)

　ブラッシング時の違和感とときどき感じる痛みを主訴として来院した．軽度の打診痛と瘻孔が認められた．ガッタパーチャを除去し穿通しても，なかなか瘻孔が消えなかったため，CBCT撮像した．CBCT像によりstrip perforationの存在が確認できた．Perforation周囲の感染源をマイクロエキスカによりていねいに掻爬し，超音波吸引洗浄すると，瘻孔は速やかに消失した．

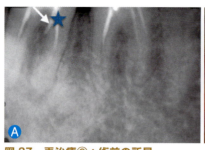
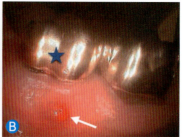

図 27 再治療⑥：術前の所見
Ⓐデンタルエックス線写真．瘻孔から挿入されたガッタパーチャポイント（→）が分岐部に到達している．
Ⓑ術前の口腔内写真．瘻孔が認められる．

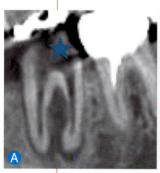
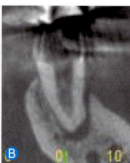
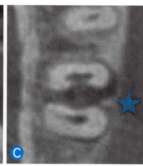

図 28 再治療⑥：術中の CBCT 像
Ⓐ矢状断．近心根の遠心側に穿孔が認められる．分岐部，近心根に病変が認められる．
Ⓑ前頭断．根尖病変が頰側に広がっている．
Ⓒ水平断．近心根の遠心側に穿孔が認められる．

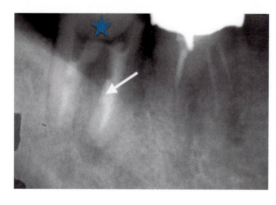

図 29 再治療⑥：MTA 根管充塡後のデンタルエックス線
　超音波吸引洗浄，マイクロエキスカで根管清掃後，瘻孔は消失し穿孔部からの出血も止まったので，MTA で根管充塡した．穿孔部（strip perforation）を覆っている MTA（→）．

再治療⑦　下顎左側第二大臼歯 （図 30～33）

　8 年前に審美修復のために，再治療を行い仮封冠のまま矯正治療を 3 年行った後，メタルボンドクラウンを装着した．3 日前から下顎左側奥が痛いということで再来院した．再来院時にはデンタルエックス線写真と CBCT を撮像し，メタルボンドクラウンを除去し投薬した．次回来院時にも痛みは取れず，鎮痛薬も効かず，顎の奥まで痛いと訴えた．その日は，レジンコアを除去し，隔壁を作成し，近心根管を発見，穿通し，Reciproc で根管形成すると，

歯冠歯髄腔から溢れ出るほどの出血があった．超音波吸引洗浄すると，すぐに出血は膿に変わった．膿を吸引するに従って，患者さんの疼痛も引いていった．痛みは完全に消退したわけではないが，顎からのどにかけて感じていた痛みの広がりと程度を激減させることができた．

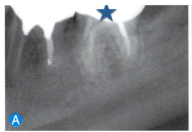
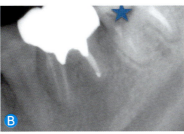

図30　再治療⑦：以前の治療
Ⓐ 8年前の治療時の術前のエックス線写真．
Ⓑ そのときの根管充塡後のデンタルエックス線写真．以前の治療とほとんど変わりない．近心2根管は穿通できなかった．

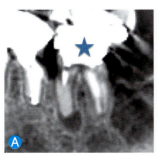
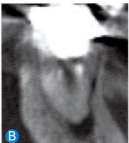
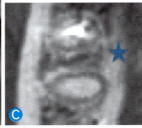

図31　再治療⑦：今回の再治療の術中に撮像したCBCT像
Ⓐ 矢状断．近心根の根尖病変が明らかである．
Ⓑ 前頭断．近心根の中央部に太い根管があり，そこから根尖側に細い1つの根管がやや頬側に彎曲し根尖までつながっている．根尖病変は頬側に広がっている．
Ⓒ 水平断．上は近心根．

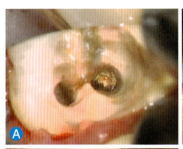
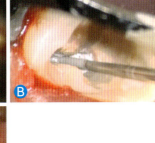
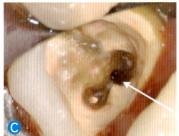

図32　再治療⑦：近心根管の形態に関する考察
Ⓐ 既存の根管形成に従ってガッタパーチャを除去した．まだガッタパーチャは残っている．
Ⓑ 近心根はもともとの根管治療により充塡されていたガッタパーチャの先ではなく，根管充塡されていた2根管の中央に存在しているらしいことがCBCT像により確認できたので，イスムスをエンドアクセスバー2（ヨシダ）で除去した．
Ⓒ 根管口を発見し，Reciprocで形成した（→）．穿通後，根管形成により根尖孔が広がると，根尖孔より歯から溢れ出るほどの出血があった．出血が止まるまで，超音波吸引洗浄し，水酸化カルシウム貼薬し，仮封した．患者さんは，超音波吸引洗浄時には，どんどん痛みが引いていく感じがすると言っていた．

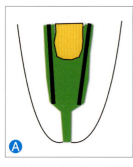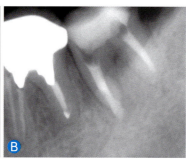

図33 再治療⑦：近心根管の形態と根管充填後のデンタルX線写真

Ⓐ この歯の近心根管は，この図のような形態なのではないだろうか．2根管が合流する部分の彎曲がきついので，ファイルを進めるのが非常に困難である．下顎大臼歯には，この形態がしばしば認められ，穿通を難しくしている．このような症例にも，改造Kファイルは有効である．中隔部（黄色で囲まれた部分）の周囲の歯質は，歯根がくびれて非常に薄くなっていることもあるので，CBCT像での確認なしに中隔部を切除するとstrip perforationの恐れがある．歯冠側からの観察では（図32のⒶの位置），薄いイスムスがありそうではあるが，髄床底の高さでは中隔部は厚い歯質で構成されているように見える．CBCT像によれば，その下に厚いイスムスが入り込み広い空間（歯髄腔）があるようである．このような根管ならば，中隔部を落とすことにより，1つに合流した根尖部の根管に達することができ，根管形成は難しくない．

Ⓑ 根管充填後のデンタルX線写真．

再治療⑧　上顎右側第一大臼歯（図34〜36）

　症状はないものの分岐部に大きな透過像があったため，再治療した．以前の治療の際，近心頬側根管を探そうとして比較的大きく穿孔したものと思われる．初回治療時に，遠心，口蓋根管の根管形成をし，近心頬側根管も何とか見つけだすことができた．穿孔部からの出血が多かったため，もう一つの根管が存在するかどうか確認できなかった（見つかった近心頬側根管はMB2のように見えた）．穿孔部からの出血を止め，さらに近心頬側を精査するため2回目の治療時に穿孔部をMTAで封鎖した．3回目の来院時にMTAの硬化をチェックすると，ほとんど硬化していなかった（出血が多かったため）が，出血は収まっていたので簡単に近心頬側根管の形成を終えることができ，MB2がないことを顕微鏡下で

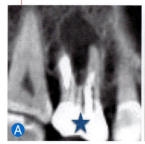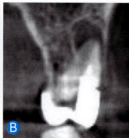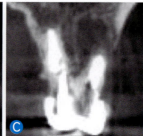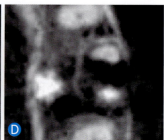

図34　再治療⑧：術前のCBCT像
Ⓐ 矢状断．大きな分岐部病変が認められる．
Ⓑ 近心根の前頭断．根尖病変が認められる．根尖分岐存在の可能性もある．
Ⓒ 遠心根，口蓋根の前頭断．遠心根にも大きな根尖病変が認められる．
Ⓓ 水平断．分岐部病変が認められる．

確認することができた．4回目の来院時にすべての根管と穿孔部を MTA で封鎖した．治療期間を通じて術後の痛みは生じなかった．

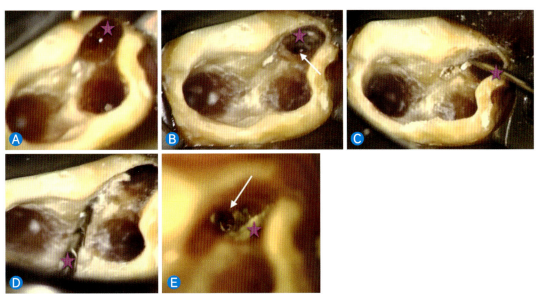

図35 再治療⑧：術中の所見（初回治療時，❺のみ3回目来院時）
❶近心頬側根管の根管口付近（☆）には血液が満たされていて，根管口の観察はできない．
❷超音波吸引洗浄器で洗浄すると止血できた．☆あたりに MB1 の根管口があると想像した．穿孔部（→）．
❸マイクロエキスカ（☆）で口蓋側のアンダーカットを確認し根管口を覆っている歯質を削除した．
❹口蓋側から頬側に向け Reciproc（☆）が入っていく根管らしきものが見つかった．ルート ZX で偶発的穿孔ではないことを確認した．位置的に MB2 かと思われたが，近心頬側根管は1根管であった．
❺3回目来院時．☆は硬化不全の MTA．出血が多かったため，硬化しなかったようである．近心頬側根管（→）．

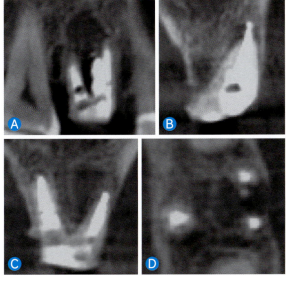

図36 再治療⑧：MTA 根管充塡直後の CBCT 像
❶矢状断．
❷前頭断（近心根）．やや治療が進んでいる．
❸前頭断（遠心根，口蓋根）．
❹水平断．
治癒にはもう少し時間がかかりそうである．

再治療⑨　上顎左側第二大臼歯 (図37, 38)

　今まで，何度もエンドされてきた歯である．前医で根管充填された後，痛みが再発したことを訴えると再植したほうがよいと言われた．再植に不安を感じたため，当医院に来院した．近心根の根尖孔外にあるガッタパーチャは除去したかったが困難と考え放置することにした．根管内のガッタパーチャを除去し，マイクロエキスカおよび超音波吸引洗浄により徹底的に清掃したところ，痛みも消退したのでMTAで根管充填した．上顎第二大臼歯は根管の形態がわかりにくいものが多く，CBCT像を活用することによって確実な施術が可能となる．

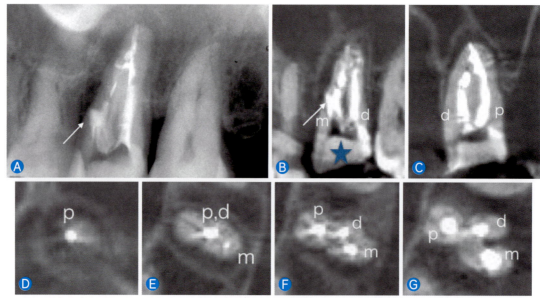

図37　再治療⑨：術前のデンタルエックス線写真とCBCT像（m：近心頬側根管，d：遠心頬側根管，p：口蓋根管）
Ⓐ術前のデンタルエックス線写真．近心の穿孔部がセメント？で封鎖されている（→）．
Ⓑ術前のCBCT像，矢状断．セメント？（→）．上顎洞に異常は認められない．
Ⓒ同前頭断（遠心根，口蓋根）．遠心頬側根管と口蓋根管が根尖近くで合流している．
Ⓓ～Ⓖ左から右に根尖から歯冠側方向の4枚の水平断像．遠心頬側根管と口蓋根管が根尖近くで癒合しているのがわかる．

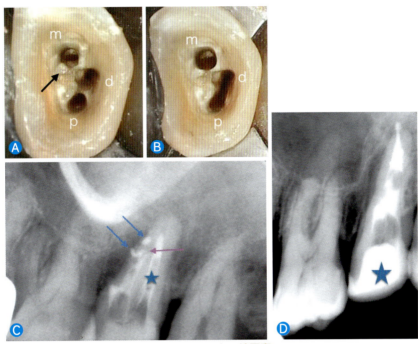

図 38　再治療⑨：術中の根管口と術後のデンタルエックス線写真

Ⓐ 術中の根管口の様子．穿孔部を封鎖していたセメント？が観察される（→）．

Ⓑ 遠心頬側根管と口蓋根管との間の隔壁の歯質は薄かったのでエンドアクセスバーで削除した．こうしたほうが，根管内をはるかにきれいに清掃できる．

Ⓒ 1 回目の根管充填後のデンタルエックス線写真．近心頬側根の根尖孔外に異物（→）が観察されるが，今回は除去を断念した．近心頬側根管は根尖まで根管充填されている（→）が，遠心頬側 - 口蓋根管（☆）はアンダーであったので，次回除去して再根管充填することにした．

Ⓓ 遠心頬側 - 口蓋根管の再根管充填後のデンタルエックス線写真．近心頬側根管と遠心頬側 - 口蓋根管は重なって写っている．

再治療⑩　上顎右側第一大臼歯（図 39 〜 42）

　デンタルエックス線写真においても近心頬側根の根尖病変の存在が明らかであったが，CBCT 像によって初めて未処置の近心頬側根管の第二根管（MB2）が主原因であることがわかった（MB1 には大きな問題はない）．MB2 が低位で分岐していたために根管を見つけるのが困難であり，治療も困難であったが，MB2 を治療することで，患者さんの不快感を消失させることができた．放射線被曝の問題はあるが，CBCT を用い術前に撮像し，きちんと診断してから治療することの重要性を明らかに示している症例である．

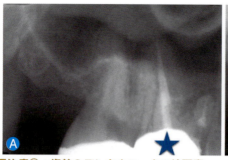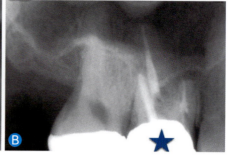

図39　再治療⑩：術前のデンタルエックス線写真
Ⓐ偏遠心投影像，Ⓑ正放線投影像．
　この歯のエンドはさまざまな歯科医師により施術されているが，患者さんは，一向によくなった感じがしないと苦しんでいた．何となく腫れている感じがして，鼻水も止まらないと言うのだが，口腔内所見からは特に異常はなさそうだった．デンタルエックス線写真からは近心根に感染源があると推測されたので，再治療を開始した．根管内のガッタパーチャを除去し，近心根の根管もかなりきれいになったのに，鼻水が止まらず，違和感があった．そこでCBCTで診査することにした．

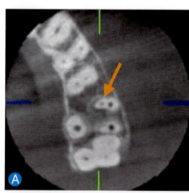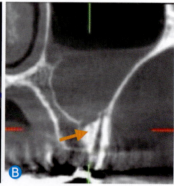

図40　再治療⑩：術前のCBCT像
Ⓐ水平断，Ⓑ前頭断．
　感染源は近心根根尖近くで分岐しているMB2（→）であることがCBCT像からわかった．
　その根管の先の上顎洞底の骨は消失し，上顎洞に粘液がかなり貯留しており，上顎洞炎を起こしている．

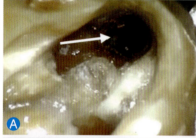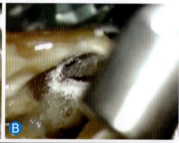
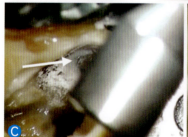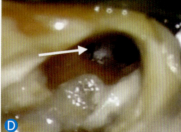

図41　再治療⑩：MB2の探索
ⒶCBCT像の情報により→のあたりに狙いを定めた．
Ⓑ超音波チップで根管壁を切削している．
ⒸMB2に当たった瞬間，少量の排膿が認められた（→）．
Ⓓマイクロエキスカと超音波吸引洗浄により清掃した．MB2の根管口（→）が明らかになった．
　感染源と思われる根管を発見し，超音波吸引洗浄を行った後，鼻水はピタリと止まった．

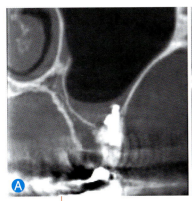
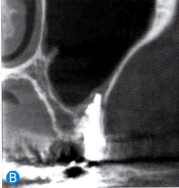

図42　再治療⑩：CBCT像での経過観察
Ⓐ 根管充填直後（治療開始後3カ月）の前頭断．粘膜の肥厚は著しく改善している．
Ⓑ 根管充填後2カ月の前頭断．根管充填後2カ月で，右側の片頭痛と鼻水が再発し，歯のせいではないかと患者さんが強く心配していたため，CBCT像により予後を確認した．さらに治癒が進んでいることを説明したところ患者さんは歯のせいではないと理解し，さらに1カ月後にはすべての症状は消失した．

3　破折ファイル除去

　破折ファイルは，大部分の症例では臨床的に大きな問題を引き起こすことはないし，根管中央部で破折したファイルの除去は通常それほど難しいものではない．根尖孔外に突き出た状態で破折したファイル（根管中央部で破折したファイルを除去しようとして押し出してしまうことも多い）の除去は困難であり，外科的な方法に頼ることも多い．しかし，患者さんとしては，事故を起こされて，そのうえ手術しなくてはならないというのは全く納得できない．そのようなときに，破折ファイルを根管内から除去できれば，患者さんとのトラブルを避けることができる．

　破折ファイルの除去は，超音波振動を加えると簡単にできることもあるが，やさしくみえても何時間もかかることがあり，全く予想がつかない．こういう器具・方法を用いれば，短時間で簡単に除去できるとの発表も多いが，慣れていない術者が試みた場合にはかなり難しい術式である．

　ファイルの周囲の根管壁を超音波振動で切削し（strip perforationに注意），超音波振動を破折ファイルに加え，ファイルを緩めるのが基本的術式である．超音波振動が強いとファイル上部が破折し短くなり，さらに除去しにくくなる．破折ファイルがグラグラになったら，何らかの器具で引っ張り出す（マイクロエキスカは有効である）．注水下で超音波振動を加えると浮かび上がってくることもある．グラグラになっているのが見えてもアンダーカットにひっかかって出てこないこともある．

彎曲根管の根尖近くで破折している場合には，顕微鏡で破折ファイルの頭部が見えるようにするために，視野を妨げている部分の歯質をかなり削らなくてはならない．穿孔しないで根管壁を切削するためには，治療中に複数回のデンタルエックス線写真が必要になることもある．このようなときに，CBCT は非常に有効である．

マイクロエキスカは，破折ファイルの近くにあるガッタパーチャおよび破折ファイル周囲の感染歯質を削除することで，除去を手助けすることができる．

マイクロエキスカを慎重に用いることによって，根尖近くで不用意に超音波振動を加え，破折ファイルを根尖孔外に押し出してしまう危険を避けることができる．

ポイント
・必ず顕微鏡下で破折ファイルの頭部が見えるようにして除去を試みる．
・時間をかけて慎重に施術する．
・除去できないこともある．

破折ファイル除去　下顎左側第二大臼歯 (図 43 〜 47)

根管内に破折していたファイルが原因で，前医がさらにもう 1 本のファイルを破折した症例である．根管が彎曲していたので，顕微鏡下で破折ファイルの頭部を見るためには，近心根管の歯冠側 1/3 あたりの近心側（エンド三角），さらに近心根管の根尖 1/3 あたりの遠心側（分岐部側）の根管壁も削除する必要があった．破折ファイルの頭部が見えにくいために，破折ファイル除去にかなりの時間を要した症例である．

マイクロエキスカを用いて破折ファイル周囲の感染歯質を削除し，ファイル周囲の肉芽組織，ガッタパーチャを除去し，破折ファイルを慎重に引き出すことができた．

破折ファイル除去後に臨床症状は劇的に改善した（心理的効果も大きい）．

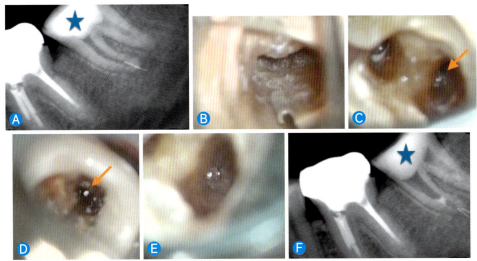

図43 破折ファイル除去

ⓐ 術前のデンタルエックス線写真．近心根にファイルが2本折れ込まれている（縦に2本重なって写っている）．
ⓑ 近心のエンド三角をエンドアクセスバー2（ヨシダ）で切削している．近心根は根尖部が遠心に彎曲しているため，必要なだけ歯質を削除しないとファイル頭部を見ることができない．
ⓒ ファイルがやっと見えてきた（→）．
ⓓ 2回目の治療中．ソルフィ（モリタ）に装着した超音波ファイルを用いると破折ファイルが浮かび上がってきた（→）．
ⓔ さらに超音波ファイルを用いて除去を試みると，破折ファイルは奥に行ってしまった．
ⓕ 2回目治療後のデンタルエックス線写真．やや根尖方向にファイルが移動している．

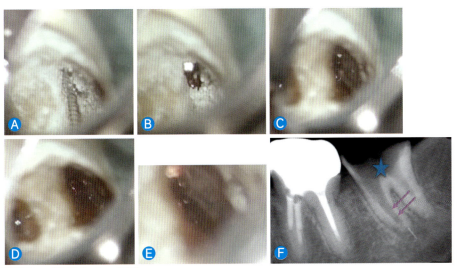

図44 破折ファイル除去（つづき）

ⓐ 3回目の治療時．ファイル頭部が見やすいように根管壁をさらに削除し，超音波ファイルでファイルの周囲を切削している．
ⓑ 破折ファイルがだいぶ浮かび上がってきた．
ⓒ マイクロエキスカでファイルを引き出している．
ⓓ ファイルが除去された根管．
ⓔ マイクロエキスカで根尖孔付近を掻爬すると，さらにガッタパーチャが出てきた（デンタルエックス線写真には写らないような微量のガッタパーチャ（→）が，根尖部の根管から出てくることが多い）．
ⓕ デンタルエックス線写真を撮影すると，遠心側にもう1本破折ファイルが残っていた．

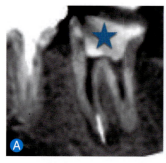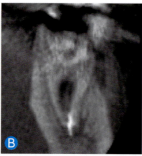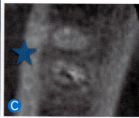

図45 破折ファイル除去：術中のCBCT像
CBCT像により，残っているファイルの位置を確認した．さらに，安全に削除可能な根管壁の厚さを確認した．
Ⓐ矢状断，Ⓑ前頭断，Ⓒ水平断．

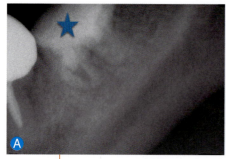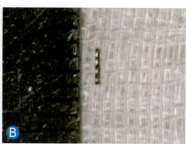

図46 破折ファイル除去（つづき）
図44 Ⓕ の → 部分の歯質を削除することによって，顕微鏡下でファイルの頭部が見えるようにし，マイクロエキスカでもう1本の破折ファイルを除去した．
Ⓐ破折ファイル除去後のデンタルエックス線写真．
Ⓑ破折ファイル．長さは約2 mmである．

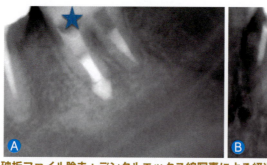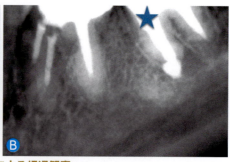

図47 破折ファイル除去：デンタルエックス線写真による経過観察
Ⓐ遠心根管充塡後のデンタルエックス線写真（近心根管は1カ月前に根管充塡した）．
Ⓑ遠心根管根管充塡から8カ月のデンタルエックス線写真．近心根には，多量に溢出したMTAが観察される．根尖病変と思われるものは観察されない．だいぶ骨梁が形成されてきている．

4 ガッタパーチャの除去

　ガッタパーチャの周囲は汚染され感染源となっていることがある（根尖孔外に出ていても，ガッタパーチャの表面にバイオフィルムが形成されていなければ問題ない）．再治療の場合，根管内のガッタパーチャはすべて除去する必要があるが，通常の除去方法ではガッタパーチャが残っている症例がほとんどである．最低，デンタルエックス線写真上で見えなくなるまでは除去したい．デンタルエックス線写真で写っていなくても，CBCT像では

存在が確認されることがある．また，CBCT像でガッタパーチャが認められなくても，マイクロエキスカを用いるとガッタパーチャが取れてくることもある．

マイクロエキスカを用いると根尖孔外のガッタパーチャも除去できる可能性があるので，根尖孔外に溢出していて周囲に病変が確認できる場合には，根尖孔外のガッタパーチャも可及的に除去する．

再治療時には，必ずマイクロエキスカを用いて根尖孔周囲のガッタパーチャを除去するのが望ましい．

ガッタパーチャの除去① 上顎左側中切歯（図48）

疎なガッタパーチャ根管充塡の場合には，この症例のようにマイクロエキスカを用い，一塊として除去できることもある．しかし，このようなことはまれである．緊密に根管充塡されたもの（特に垂直加圧根管充塡）ほど除去は困難である．

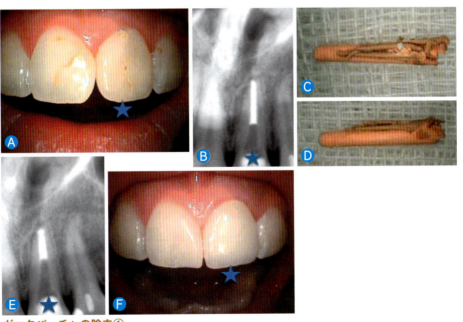

図48 ガッタパーチャの除去①
Ⓐ術前の口腔内所見．
Ⓑ術前のデンタルエックス線写真．
Ⓒ，Ⓓ除去されたガッタパーチャポイント（側方加圧根管充塡）．デンタルエックス線写真では，一見，非常に緊密に根管充塡されているように見える．しかし，ガッタパーチャの表面には，ほとんどシーラーが付着していない．
ⒺMTA根管充塡直後のデンタルエックス線写真．
Ⓕオールセラミックによる歯冠修復後の口腔内所見．

ガッタパーチャの除去② 上顎右側犬歯 （図49〜52）

　　上顎右側の犬歯の咬合痛が主訴で，来院した．打診痛と根尖部圧痛があったが，瘻孔や深いポケットはなかった．

　　根尖孔外のガッタパーチャを根管内からマイクロエキスカで除去した．

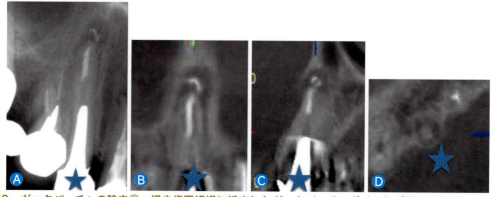

図49　ガッタパーチャの除去②：根尖歯周組織に溢出したガッタパーチャポイントが認められる
Ⓐ術前のデンタルエックス線写真．Ⓑ〜Ⓓ術前のCBCT像．Ⓑ前頭断，Ⓒ矢状断，Ⓓ水平断．

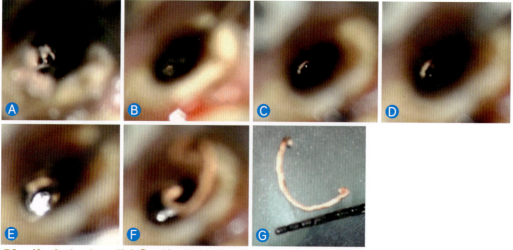

図50　ガッタパーチャの除去②：ガッタパーチャポイントをマイクロエキスカで釣り出した
Ⓐまず，根管内のガッタパーチャを取りきった．写真は，ガッタパーチャをマイクロエキスカで除去しているところ．根尖孔は意外なことに閉塞していた．
Ⓑ，Ⓒ根尖孔を穿通し突破口ができると，根尖孔はたやすく拡大され，マイクロエキスカを根尖孔外に出すことができた．根尖口外にマイクロエキスカを出しては掻きあげることを数分繰り返すうちに，根尖にピンク色のGPとおぼしきものが見えてきた．
Ⓓ〜Ⓕ目と指先に神経を集中させ，再度押し出さないように注意しながらマイクロエキスカで掻きあげ，無事にGPを除去することができた．
Ⓖ取り出されたガッタパーチャポイント．大きさの比較のため，脇にポケット探針を置いている．ガッタパーチャポイントの長さは約10mmで，デンタルエックス線写真で見た感じよりは，ずっと長い．

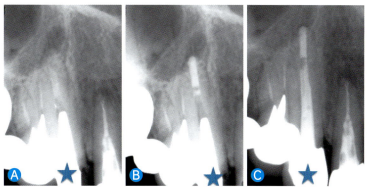

図51　ガッタパーチャの除去②：デンタルエックス線写真での経過観察
Ⓐガッタパーチャポイントの除去を確認（根管内は水酸化カルシウムペースト）．ⒷMTAで根管充塡後．
Ⓒ術後8カ月．根尖に骨が再生してきている．

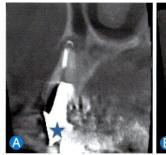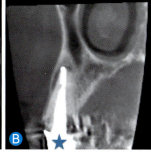

図52　ガッタパーチャの除去②：CBCT像での経過観察（矢状断）
Ⓐ術前．
Ⓑ術後8カ月のCBCT像．根尖部および唇側の骨の再生が確認できる．

ガッタパーチャの除去③　上顎左側第二大臼歯 （図53〜57）

　患歯は上顎左側第二大臼歯．2年前に抜髄されて以来，ずっと自発痛に悩まされていた．デンタルエックス線写真で根尖部に透過像がうっすらと確認でき，2根管の処置がなされていた．

　根管内のガッタパーチャを除去しようとしたが，根尖孔外に押し出してしまった．通常はそのまま放置されることが多いが，感染源となる可能性があれば除去するべきである．超音波吸引洗浄器の強力な吸引力によりガッタパーチャを根尖孔近くまで引き寄せ，マイクロエキスカで根気よく探索することによって除去することができた．

　また，この歯は3根が複雑に癒合している歯であり，歯根の形態を把握するのが非常に難しかった．CBCT撮像することによって，歯根の詳細な形態を知ることができ，確実な施術が可能となった．

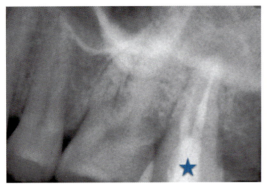

図53 ガッタパーチャの除去③：術前のデンタルエックス線写真
2根管に見える．

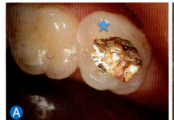
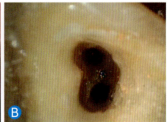
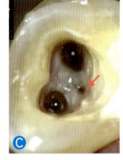

図54 ガッタパーチャの除去③（つづき）
Ⓐ 咬合面観．
Ⓑ 近心頬側根管，口蓋根管のみ処置されていた．
Ⓒ 遠心頬側根管の根管口を見つけることができた（→）．

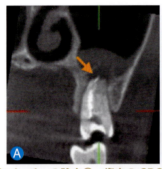
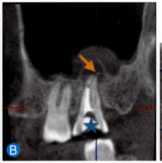
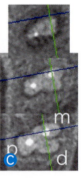

図55 ガッタパーチャの除去③：術中のCBCT像
　ガッタパーチャポイントを除去し，症状は軽減したものの，頭痛と違和感がとれないということでCBCT撮像した．
Ⓐ 前頭断．口蓋根管（左側），遠心根管（右側）が見える．遠心根管は未処置であった．口蓋根管に白く見えるのは水酸化カルシウムペースト．口蓋根根尖孔に除去中に押し出したガッタパーチャが見える（→）．上顎洞底の骨吸収，粘膜の肥厚が顕著である．
Ⓑ 矢状断．近心根管（左側），遠心根管（右側）が根尖部で癒合している．近心根管に白く見えるのは水酸化カルシウムペースト．根尖孔外に除去中に押し出したガッタパーチャが見える．上顎洞粘膜の肥厚が顕著である．
Ⓒ 水平断．歯根の癒合形態がよくわかる．上から下の順に根尖側から歯冠側に近づいた水平断像である．

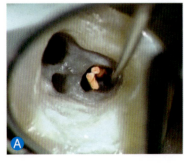
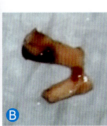
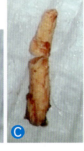

図56 ガッタパーチャの除去③：マイクロエキスカでのガッタパーチャ除去
Ⓐ 口蓋根管から根尖孔外のガッタパーチャポイントを除去している．
Ⓑ，Ⓒ 除去したガッタパーチャポイント．

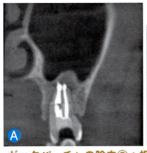 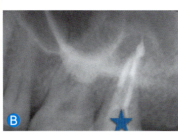 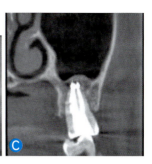

図 57　ガッタパーチャの除去③：根管充填後のエックス線写真
Ⓐ 根管充填時の CBCT 像前頭断．上顎洞底の粘膜の肥厚はほぼ消失している．骨も再生してきている．
Ⓑ 同日のデンタルエックス線写真．デンタルエックス線写真では，治癒傾向は確認できない．
Ⓒ 根管充填後 4 カ月の CBCT 像前頭断．患者さんが，まだ，軽い痛みを訴えたため CBCT 撮像した．上顎洞底の骨は再生してきている．患者さんは CBCT 画像の説明を受け納得し，しばらくして痛みは消失した．

ガッタパーチャの除去④　下顎左側第一大臼歯 （図 58 〜 62）

　根尖孔外に多量に溢出した，ガッタパーチャをマイクロエキスカを用い根管経由で除去した．極端なオーバー根管充填は，患者さんとのトラブルの原因となることがある．外科的手術によらずに根管内から除去できれば，そういったトラブルがより深刻になるのを避けることができると思われる．

　下顎左側第一大臼歯が 10 日前に急に痛くなり，腫れてきたという主訴で来院した．痛みのピークは過ぎており，咬合時の違和感と軽度の腫脹があったが，打診痛，根尖部圧痛，瘻孔，深いポケットなどはなかった．3 年前にアンレーが脱離した際に抜髄し，メタルボンドクラ

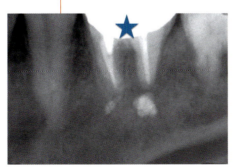

図 58　ガッタパーチャの除去④：術前のデンタルエックス線写真

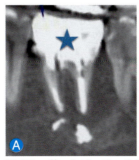 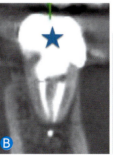 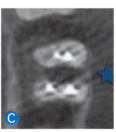

図 59　ガッタパーチャの除去④：術前の CBCT 像
Ⓐ 矢状断．近心根（左側），遠心根（右側）．根尖孔外の異物が顕著である．根尖病変は第二大臼歯の近心まで広がっている．異物の周囲に根尖病変が広がっていることから，異物も感染していると考え，除去したほうがよいと判断した．
Ⓑ 前頭断．近心根の根尖孔外にガッタパーチャと思われる異物が見える．
Ⓒ 水平断．

ウンにて修復されている.

デンタルエックス線写真では根尖孔外にエックス線不透過物が確認された.術前にCBCT撮像し,根尖歯周組織の異物除去の必要性,可能性を検討することにした.

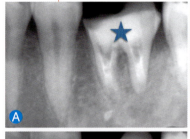
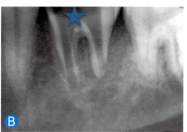
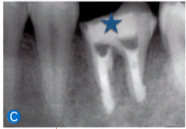

図60　ガッタパーチャの除去④：術中のデンタルエックス線写真
Ⓐ近心根根管口の遠心側の穿孔部をMTAでリペアし,根管内および遠心根根尖孔外のガッタパーチャを除去した段階のデンタルエックス線写真.近心根根尖孔外にはまだガッタパーチャが残っている（根管内は水酸化カルシウムペースト）.
Ⓑ近心根根尖孔外のガッタパーチャ除去後のデンタルエックス線写真.
ⒸMTA根管充塡後のデンタルエックス線写真.根尖孔が大きくなってしまったため,多めのMTAが根尖孔外に出ている.

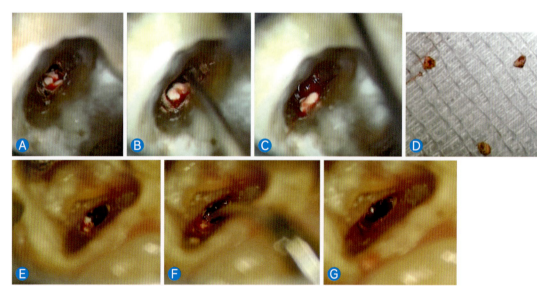

図61　ガッタパーチャの除去④：マイクロエキスカによるガッタパーチャの除去
Ⓐ,Ⓑ遠心根の根管内のガッタパーチャを除去し根尖孔外を観察すると,ピンク色のガッタパーチャがはっきり見えた.マイクロエキスカで触ると動いたので,超音波吸引洗浄器を用いて,根尖から吸い出すことにした.大きすぎて一塊としては吸い出せないので,超音波ファイルを当ててガッタパーチャを分割して除去した.
Ⓒ1週間後,再び根尖孔外を観察すると,逃げていたガッタパーチャが根尖に寄って来ていたので,吸い上げた.
Ⓓ遠心根根尖孔外から除去したガッタパーチャの一部.
Ⓔ,Ⓕ続いて近心根も同様に根尖孔外のガッタパーチャを除去した.
Ⓖガッタパーチャ除去後の根尖孔.

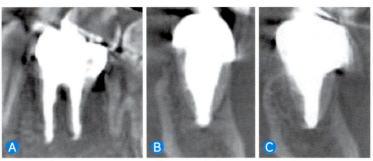

図62 ガッタパーチャの除去④：根管充填後2カ月（治療開始からは約半年）のCBCT像
Ⓐ矢状断．Ⓑ前頭断（近心根）．Ⓒ前頭断（遠心根）．
CBCTでは根尖周囲の骨が再生し，かなりよくなっていることが確認できる．

ガッタパーチャの除去⑤　上顎右側第一小臼歯（図63〜65）

　治療中に口蓋根根尖から根尖口外に押し出してしまったガッタパーチャの回収に半年を費やした症例である．患者さんは違和感を感じてはいなかったが，遠心口蓋側にあるため，将来的にオペで対応するのは困難と考え，根管内からの除去を試みた．

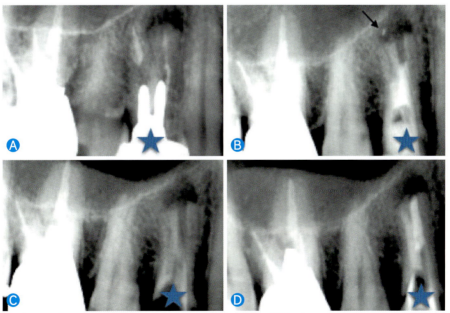

図63　ガッタパーチャの除去⑤：根尖孔外のガッタパーチャの除去（デンタルエックス線写真）
Ⓐ術前．Ⓑ術中．術中に押し出したガッタパーチャ（→）を確認した．Ⓒ根尖孔外のガッタパーチャの除去を確認した．
ⒹMTAによる根管充填後．

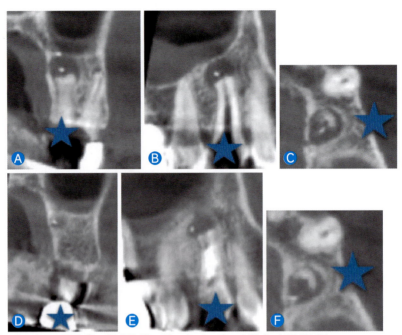

図64 ガッタパーチャの除去⑤：根尖孔外のガッタパーチャの除去（CBCT像）
Ⓐ〜Ⓒ 術中のCBCT像．左から前頭断，矢状断，水平断．CBCT像により根尖孔外のガッタパーチャの位置を確認するために撮像した．
Ⓓ〜Ⓕ 術中のCBCT像（前回のCBCT撮像より5カ月後）．もう一度根尖孔外のガッタパーチャの位置を確認するために撮像した．矢状断により上顎洞粘膜の肥厚が改善していることがわかる．第一大臼歯に根尖病変があるので，その治療が終了しないと上顎洞粘膜の肥厚は完治しないと思われる．

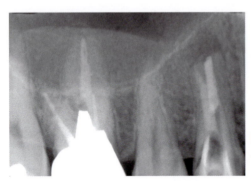

図65 ガッタパーチャの除去⑤：術後6カ月のデンタルエックス線写真
根尖病変は，かなり改善しているように見える．

5　根尖部アマルガムの除去

根尖部アマルガムの除去　上顎右側側切歯（図66〜70）

ポストが長いなどの理由で歯根切除術が難しい場合などは，ポストを除去し根管内から逆根管充塡材のアマルガムを除去しマイクロエキスカで清掃することで，根尖孔周囲の歯質の汚染を取り除き治癒に導くことができる．

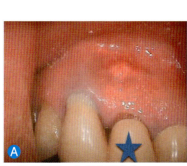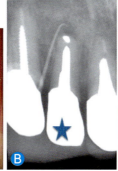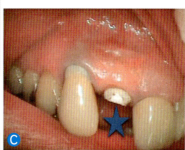

図66　根尖部アマルガムの除去
Ⓐ上顎右側側切歯の根尖部に瘻孔があり，さらに根尖相当部にしこりがあり違和感を感じるとのことで来院した．瘻孔の上に瘢痕があり，オペの既往があることがわかる．深いポケットはないが，瘻孔の位置から歯根破折が疑われた．オペにより根が短くなっていた可能性もある．
Ⓑ術前のデンタルエックス線写真（瘻孔にガッタパーチャポイントを挿入して撮影）．デンタルエックス線写真から逆根管充塡されていると考えられた．ポストと逆根管充塡材の間に根管充塡材はなく，現在の根尖からポストの先端までが2mm弱しかないことから，逆根管充塡窩洞形成と充塡は難しいと考えられた．ポケットはなく，動揺もないので，根管経由で治療を行って，経過不良時にオペを検討することとした．
Ⓒポストを除去して洗浄しただけで瘻孔は消失した．

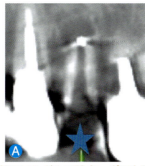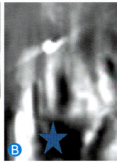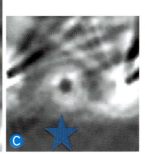

図67　根尖部アマルガムの除去：ポスト除去後のCBCT像
Ⓐ矢状断，Ⓑ前頭断，Ⓒ水平断．
　根尖部のアマルガム，近隣の歯のポストによるハレーションが強く，画像に乱れが生じている．CBCT像によりアマルガムの位置が明確になったので，根管内からアマルガムを除去することとした．アマルガムは口蓋側に位置している．

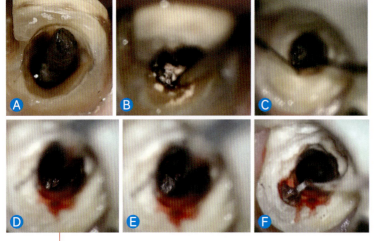

図68 根尖部アマルガムの除去：逆根管充塡材の除去
Ⓐ スクリューポストの除去．
Ⓑ 根管内のガッタパーチャをマイクロエキスカにて除去．
Ⓒ 根尖孔が見えるようになった．根尖孔付近をマイクロエキスカで搔爬している．
Ⓓ 根尖歯周組織をマイクロエキスカで搔爬し，超音波吸引洗浄器で吸引すると，アマルガムが見えてきた．
Ⓔ マイクロエキスカでアマルガムを引き上げる．
Ⓕ アマルガムの除去に成功した．

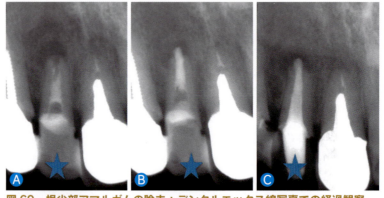

図69 根尖部アマルガムの除去：デンタルエックス線写真での経過観察
Ⓐ アマルガム除去後（根管内は水酸化カルシウムペースト）．
Ⓑ MTA根管充塡直後．
Ⓒ 根管充塡後3カ月．

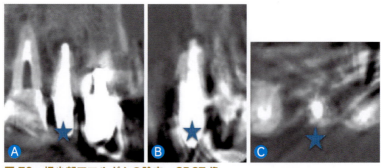

図70 根尖部アマルガムの除去：CBCT像
術後3カ月．
Ⓐ 矢状断，Ⓑ 前頭断，Ⓒ 水平断．
根尖病変は小さくなっているが，治癒には，もう少し時間がかかりそうである．

6　ポケット内の清掃

　歯根に亀裂の認められる症例では，亀裂に沿って狭く深いポケットが形成されていることが多い．歯冠の豊隆が強いと，探針が入りにくく見落とすこともあるので，注意深くプロービングする．このようなポケットには通常のスケーラーは入らないので，マイクロエキスカを用いると効果的に亀裂周囲の歯質をデブライドメントすることができる．マイクロエキスカを用いてポケット内の清掃をすることによって，歯の延命ができると思われる（**図71**）．

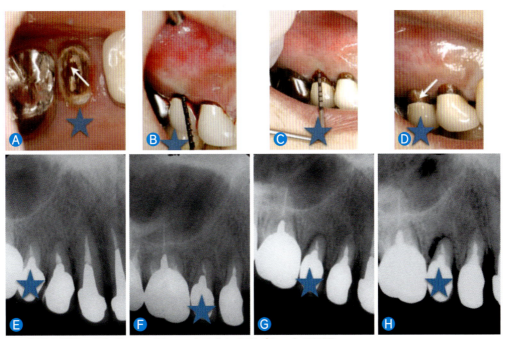

図71　上顎右側第二小臼歯．マイクロエキスカによるポケットの処置
Ⓐメタルボンドクラウンが脱離した．亀裂が認められる（→）．スーパーボンドで再セットした．
　Ⓔそのときのデンタルエックス線写真．
Ⓑ1年後，腫れて来院．ポケット内をディープスケーリングした．
　Ⓕそのときのデンタルエックス線写真．その後，年に2〜3回，ポケット内の処置をした．
Ⓒ6年後．このころからは，年に数回，マイクロエキスカでポケット内の処置をした．
　Ⓖそのときのデンタルエックス線写真．
Ⓓ8年後．ポケットの深さは5mm程度である．亀裂が認められる（→）．歯の動揺は，ほとんどない．
　Ⓗそのときのデンタルエックス線写真．

7 マイクロエキスカの手入れ

　刃部の角度が浅いものでは，刃部が伸びて平らになることが多い．肉眼的には，刃部が消失したかのように見えることがある．プライヤーを用い，顕微鏡下で曲げると修正できる．

　刃部が切れなくなったときの刃研ぎの方法は，現在検討中である．

　マイクロエキスカを，ケース内で固定できるケースを用いずに，直接，滅菌パックに入れて滅菌を繰り返すと，たやすく刃部が変形するので注意を要する．**図72**のようにケース内でマイクロエキスカをしっかりと固定して，滅菌するのがよい．

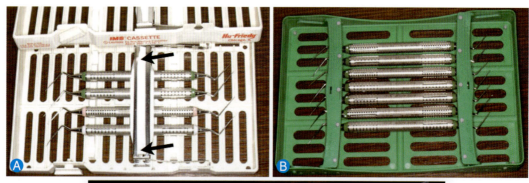

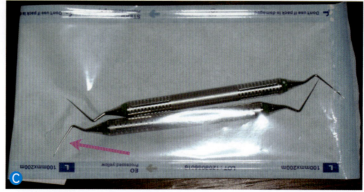

図72　マイクロエキスカの滅菌
Ⓐ IMSカセット（ヒューフレディ）．矢印のようなストッパーが付いているので，器具の固定ができる（Ⓑも同様）．
Ⓑ アトリアインスツルメントカセット（Atria）．Ⓐより安価である．
Ⓒ 滅菌パックを使用すると，写真のように刃部が滅菌パックから飛び出す（→）ことがあり危険である．また，刃部を傷めやすい．

8 まとめ

　顕微鏡下で根尖孔周囲を観察しながら治療するようになると，今まで根尖部の根管を全くきれいにしていなかったことがよくわかる．ガッタパーチャを除去するのが，いかに困難であるか実感できる．今までの感染根管治療は，細菌を根尖部根管に残したまま，根管充塡材で埋め込む（entomb）という治療であった．根管充塡材は収縮したり，吸収されたりするため，数年すると再発する症例が多かった．

　根管内をマイクロエキスカで清掃し，超音波吸引洗浄法で洗浄すると，症状・瘻孔の消失が早い．その後，MTAで根管充塡すると，難治症例でもよく治癒する．これは感染源の徹底除去とMTA根管充塡の封鎖性のよさによるものであろう．

　根尖孔を大きく拡大することには，心理的に抵抗がある．創面を大きくすると症状が出やすく治りにくいと教えられてきた．根尖孔を大きく拡大すると症状が出るのは，拡大により根尖歯周組織に根管内のdebris，細菌が溢出し，急性炎症を惹起するためである．しかし，根尖孔の拡大後に超音波吸引洗浄法により，溢出したdebris，細菌が確実に除去できれば，急性炎症が生じることはほとんどない．

　また，根尖孔を大きく拡大した根管において従来のシリンジによる洗浄を試みると，ヒポクロリットを根尖歯周組織に溢出させる可能性が高く，非常に危険であったので，根尖部の根管が十分に洗われることはなかった．超音波吸引洗浄法では，根尖孔を大きく拡大した根管においてもヒポクロリットを根尖孔外に溢出される恐れはないので，十分に洗浄することができる．

　根尖孔の拡大によって根尖部根管のdebris，細菌がより確実に除去できるならば，根尖部の無菌化に近づき感染性の炎症は速やかに消退するはずである．事実，そのような症例をわれわれは数多く経験してきた．

　無論，根尖孔を大きくしさえすればよいと言っているのではない．必要かつ十分な根尖孔の拡大が必要であると言っているのである．必要以上の根尖孔の拡大は，歯根破折の原因になるので避けるべきであることは，言うまでもない．

9 終わりに

　顕微鏡下で根尖孔周囲の感染源を，超音波吸引洗浄法，マイクロエキスカによって可及的に除去するようにすれば，確実に感染根管治療の予後は向上する．

　また，難しい症例において，その施術を確実に行うためには，術前のCBCT撮像が必須であり，ときには術中，術後のCBCTを撮像したほうがよい場合もある．

あとがき

　戸田賀世先生に，顕微鏡，マイクロエキスカの使用法を懇切ていねいに指導された，日本一の顕微鏡の使い手であります岡口守雄先生に深甚な感謝の念を表します．

　また，私たちの不採算なエンド治療を，ソウデンタルオフィスの副院長として影ながら支えて頂いております，戸田賀世先生のご主人の戸田聡先生にも深い友情と感謝の念を表します．

小林千尋

　機関車トーマスを息子と一緒に見ていた10数年前には気づいていませんでしたが，私はトーマスに似ています．トップハム・ハット卿がトーマスを褒める決め台詞は"Goodwork Thomas! You are a very useful engine!"です．トーマスだけでなく登場機関車達のほとんどが人の役に立つことが生きがいなのです．人間に利用されて，褒められて喜んでいる機関車達に"それでいいのか？"と，疑問を持って見ていたのですが，それでいいのです．最近，私はようやく自分の仕事が人の役に立っていると実感できるようになり，初めて心から喜びを感じ，満足できるようになりました．"You are a very useful dentist!"と，より多くの人に言って貰えるように，これからも頑張ろうと思っています．そして，私の努力が日本のエンドを世界一に牽引する一助になるのなら，それは大変幸せなことに違いありません．

　私のような未熟な者が社会貢献できる人間となれるように，ご指導，応援をして下さったすべての恩師，友人，家族に心から感謝します．

戸田賀世

Index
索引

あ
エキスカベーター　24
エンド三角　45
エンドトキシン濃度　8
オーバー根管充填　69

か
ガッタパーチャ　6
　──の吸収と根尖病変の成立　11
ガッタパーチャの除去　29, 31, 64
　──下顎左側第一大臼歯　69
　──上顎右側犬歯　66
　──上顎右側第一小臼歯　71
　──上顎左側第二大臼歯　67
　──上顎左側中切歯　65
ガッタパーチャ溶解剤　31
感染根管治療　40
　──の成績　13
　──の目的　7
　──下顎左側第一大臼歯　40
　──上顎右側側切歯　42
　──上顎右側第一大臼歯　43
　──上顎左側第一小臼歯　41
感染根管治療歯　11
吸収しやすいシーラーによる失敗例　6
顕微鏡下でのマイクロエキスカ　30
抗菌薬　7
コロナルリーケージ　12
根管形成の大きさ　18
根管充填材の封鎖性　5, 6
根管充填と細菌　30
根管洗浄　20
根管内細菌の数　10
根管内細菌の殺菌　5
根管内細菌の除去　5, 6
根管内に残存した細菌　13
根管内の細菌種　13
根管内のバイオフィルム　7
根管の断面　18
根尖孔の穿通と根管洗浄　16
根尖孔の封鎖　6
根尖孔付近の細菌除去　15
根尖治療の考え方　8

根尖部アマルガムの除去　73
　──上顎右側側切歯　73
根尖部側枝内のバイオフィルム　9
根尖部の根管　14
根尖部の根管形成　17

さ
細菌サンプル　13
細菌の生存　14
細菌培養結果　11
再治療　45
　──の歯　3
　──下顎右側第一大臼歯　52
　──下顎右側第二大臼歯　53
　──下顎左側第二大臼歯　54
　──上顎右側第一小臼歯　49
　──上顎右側第一大臼歯　48, 56, 59
　──上顎左側第一小臼歯　51
　──上顎左側第二大臼歯　58
　──樋状根の下顎左側第二大臼歯　46
再発　6
　──の原因　12, 14
次亜塩素酸ナトリウム水溶液　20
シーラー　6
歯内療法由来　4
術後のCBCT撮像　34
水酸化カルシウム　7
　──の効果　7
垂直加圧根管充填による方法　29
象牙細管への細菌の侵入　19
象牙質削片　18
側枝　10

た
超音波吸引洗浄法　2, 21
　──を用いた治療　23
超音波洗浄の効果　20
デンタルエックス線写真とCBCT像の比較　5
透過像　3

な
難治症例　2, 3
ニッケルチタンファイル　17, 19

は
バイオフィルム　20
　──を形成した細菌　10
培養陽性菌数の比率　7
破折ファイル除去　61
　──下顎左側第二大臼歯　62
抜髄症例の成績　13
ハレーション　33
瘢痕による治癒　3
ヒポクロリット　20
病変の検出率　5
腐食性の消毒薬　7
ブラウン・ブレン染色　26
ポケット内の清掃　75

ま
マイクロエキスカ　2, 23
　──による根管壁の切削　25
　──による治療法　29
　──の欠点　26
　──の使用　28
　──の手入れ　76
　──の利点　24
マイクロエキスカを用いた再治療　45
　──の欠点　46
マイクロフォーカスCT像　16

欧文索引
CBCT　3
　──の有用性　33
CBCT像による術前診断　33
CBCTによる術中の診断　34
debris　18
endotoxin　7
Enterococcus faecalis　7, 14
　──の生存・病原因子　15
entomb　6
low density image　3
MB2　56
MTA根管充填　32
MTA単味による根管充填　6
SAF　19
virgin canal　40

【著者略歴】

小林千尋
- 1975年　東京医科歯科大学歯学部卒業
- 1979年　東京医科歯科大学大学院修了
　　　　　医学博士
- 1979年　東京医科歯科大学 助手
- 1982年　東京医科歯科大学 講師
- 1983年12月～1985年1月
　　　　　文部省在外研究員として
　　　　　米国テンプル大学に留学
- 1992年　東京医科歯科大学歯科保存学
　　　　　第三講座 助教授
　　　　　東京医科歯科大学大学院医歯学総合研究科
　　　　　摂食機能保存学講座歯髄生物学分野 准教授
- 2013年　東京医科歯科大学 退職
　　　　　東京医科歯科大学歯学部附属病院
　　　　　歯科総合診療部 非常勤講師

主な著書：オートリバースハンドピースを用いたニッケルチタンファイル根管形成法（2000，医歯薬出版）
　　　　　新 楽しくわかるクリニカルエンドドントロジー（2012，医歯薬出版）
　　　　　根管洗浄―よりよい治癒を目指して（2012，医歯薬出版）
　　　　　MTAの臨床―よりよいエンドの治癒を目指して（2013，医歯薬出版）

戸田賀世
- 1994年　東京医科歯科大学歯学部卒業
- 1998年　東京医科歯科大学大学院（生体有機材料学専攻）修了
- 1998年～2001年
　　　　　虎の門病院　歯科　非常勤勤務
- 2001年　東京大学大学院工学系研究科　非常勤講師
- 2005年　ソウデンタルオフィス開業

エンド難症例への挑戦
―よりよい治癒を目指して―　　　ISBN978-4-263-44432-0

2015年3月5日　第1版第1刷発行

著者　小林千尋
　　　戸田賀世
発行者　大畑秀穂
発行所　医歯薬出版株式会社

〒113-8612　東京都文京区本駒込1-7-10
TEL. (03)5395-7638(編集)・7630(販売)
FAX. (03)5395-7639(編集)・7633(販売)
http://www.ishiyaku.co.jp/
郵便振替番号　00190-5-13816

乱丁，落丁の際はお取り替えいたします　　　印刷・永和印刷／製本・皆川製本所

© Ishiyaku Publishers, Inc., 2015. Printed in Japan

本書の複製権・翻訳権・翻案権・上映権・譲渡権・貸与権・公衆送信権(送信可能化権を含む)・口述権は，医歯薬出版(株)が保有します．

本書を無断で複製する行為(コピー，スキャン，デジタルデータ化など)は，「私的使用のための複製」などの著作権法上の限られた例外を除き禁じられています．また私的使用に該当する場合であっても，請負業者等の第三者に依頼し上記の行為を行うことは違法となります．

JCOPY ＜(社)出版者著作権管理機構 委託出版物＞

本書を複写される場合は，そのつど事前に(社)出版者著作権管理機構(電話03-3513-6969，FAX 03-3513-6979，e-mail:info@jcopy.or.jp)の許諾を得てください．